干眼治疗的2020

原著 ROLANDO TOYOS,MD

主　译　晏晓明

主　审　晏晓明

译　者（按姓氏拼音排序）

李海丽　刘瑞星　乔　静　荣　蓓　宋文静　汤　韵

吴　元　晏晓明

译者单位　北京大学第一医院眼科

人民卫生出版社

Dry eye disease treatment in the year 2020 / Rolando Toyos

©2016 by Rolando Toyos

图书在版编目（CIP）数据

干眼治疗的 2020 /（美）罗兰多·托尤斯（Rolando Toyos）原著；晏晓明主译 . —北京：人民卫生出版社，2017
ISBN 978-7-117-23997-4

Ⅰ.①干…　Ⅱ.①罗…　②晏…　Ⅲ.①干眼病 – 治疗
Ⅳ.①R591.410.5

中国版本图书馆 CIP 数据核字（2017）第 012272 号

人卫智网	**www.ipmph.com**	医学教育、学术、考试、健康，购书智慧智能综合服务平台
人卫官网	**www.pmph.com**	人卫官方资讯发布平台

干眼治疗的 2020

主　　译：晏晓明
出版发行：人民卫生出版社（中继线 010-59780011）
地　　址：北京市朝阳区潘家园南里 19 号
邮　　编：100021
E - mail：pmph @ pmph.com
购书热线：010-59787592　010-59787584　010-65264830
印　　刷：三河市潮河印业有限公司
经　　销：新华书店
开　　本：710×1000　1/16　　印张：5
字　　数：72 千字
版　　次：2017 年 3 月第 1 版　2018 年 8 月第 1 版第 2 次印刷
标准书号：ISBN 978-7-117-23997-4/R·23998
定　　价：48.00 元

打击盗版举报电话：010-59787491　E-mail：WQ @ pmph.com
（凡属印装质量问题请与本社市场营销中心联系退换）

干眼治疗的2020

原 著 编 辑

验光师"杰医生"芭比·朱迪恩

原著撰稿人

梅丽萨·莫里森·托尤斯医生

验光师芭比·朱迪恩

声明

我或本书撰稿人曾接受来自若干公司的研究支持或为一些公司提供过咨询服务，本书中可能提及或未提及这些公司的产品，以下为既往或目前所有与我们有过财务接触的公司。

美国白内障与屈光手术学会

医疗卫生服务人员评审委员会

量子眼科生物科技

Dermamed

科医人

Arteriocyte 生物技术公司

爱尔康

诺华

博士伦

瓦兰特

艾尔建

法玛西亚

Oculus

Young

TearLab

Shire

辉瑞

默克

雅培

参天

致一直爱我和激励我的家人们：

梅丽萨·莫里森·托尤斯，伊娃·汉莫克-托尤斯，艾莉森·凯布尔，凯瑟琳·凯布尔，小科尔·鲁本·乔治·托尤斯，宾尼·托尤斯

致谢

我过去及现在的导师

"老爹"弗朗西斯科·巴蒂斯塔,帕特·瑞安教练,威廉·华莱士医生,罗杰·帕尔金,霍华德·波恩教授,李·舒尔曼教授

所有和我一起与干眼作战的人们

梅丽莎·莫里森·托尤斯医生,海莉·穆利尼克斯医生,尼基·巴比,达斯汀·布里斯科医生,杰西卡·阿姆斯特朗医生,芭比·朱迪恩医生,玛茜·丹尼尔斯医生,珍妮·邓肯医生,克里斯多·琼斯医生,谢莉尔·考克斯,罗杰·帕尔金,杜伦达·坎普,伊泰·迈尔,马克·品斯利,金杰·普鲁登·霍督里克,威廉·麦吉尔医生,珍妮丝·普雷斯特伍德,帕特·马太,这些是我过去及现在了不起的同事们,还要感谢所有信任我们诊所的病人们。

2016 年春,我在北京第一次听到 Toyos 医生有关强脉冲光 (Intense pulse light,IPL) 治疗睑板腺功能障碍 (meibomian gland dysfunction,MGD) / 干眼的学术报告,在 30 余年的职业生涯中我参加过无数次学术活动,但像 Toyos 医生这样给我留下极为深刻印象的报告并不多。Toyos 医生带给了我们一个从平凡的临床工作中有所发现、有所发明的故事:2001 年他观察到有一些酒渣鼻的患者在接受面部 IPL 治疗后伴随的干眼症状得到了缓解,这看似无关联的现象触发了他的探索欲,他开始了长达十余年 IPL 技术治疗 MGD/ 干眼的研究,虽经历过多次质疑,但最终他成功地将 IPL 技术引入眼科领域治疗 MGD/ 干眼。

在 2016 年的全国角膜病会议上我再次见到了 Toyos 医生,与他

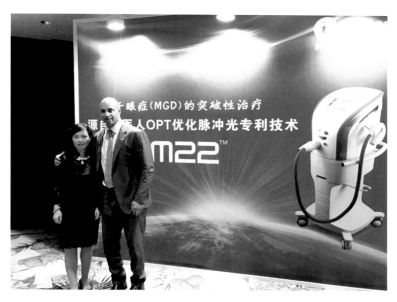

2016 年 11 月 Toyos 医生和晏晓明在厦门干眼会议

进行了亲切的交谈并探讨了 IPL 在亚洲 MGD/ 干眼患者应用的可行性，之后我们在 IPL 实际应用过程中得到了他多次无私的帮助。

2016 年 8 月他的著作《干眼治疗的 2020》面世，本书重点内容是干眼的治疗，包括泪液替代品、药物、血液制品、干眼饮食及抗衰老等。Toyos 医生认为干眼不仅是一种局限于眼部的疾病，而是涉及皮肤、腺体、神经系统和眼的炎性疾病。因此，在治疗干眼时不能只关注眼而忽略了其他器官。本书还阐述了环境、饮食、老化等因素对干眼治疗的影响，并详细解释了 IPL 治疗 MGD/ 干眼的机制。本书内容非常实用，值得眼科医生和干眼患者一读。我及我的同事在繁忙的临床工作之余翻译了本书，感谢我的同事们的辛勤付出。

受时间和水平所限，本书难免有不足之处，敬请读者斧正。

晏晓明

2016 年 12 月 15 日于北京

　　当托尤斯医生邀请我为他的《干眼治疗的 2020》一书做序时,我感到既高兴又荣幸。高兴是因为,作为一名干眼患者,我感受到这种疾病所带来的不适,它令人无法集中精神甚至感到痛苦,接受了托尤斯医生的强脉冲光(IPL)治疗后,我的不适症状迅速得以缓解。荣幸是因为,作为一家投资 IPL 系统的生物技术公司的所有者,我和托尤斯医生一起工作,帮助改进 IPL 技术,并将它用于托尤斯医生开创性的治疗当中。

　　虽然现在大多数眼科医师已经认可 IPL 作为缓解干眼症状的金标准,但其过程颇费周折。2007 年我接受托尤斯医生的 IPL 治疗后,我们一起计划将这项开创性的疗法介绍给其他医师。是 IPL 治疗干眼的先驱,他的治疗方法精细并富有创新性,我目睹了世界各地的患者慕名前来就诊;我也同样见证了他以一颗坚定不移的心向医疗领域推广这项革命性的治疗方法。

　　作为朋友,我鼓励托尤斯医生向不计其数的干眼患者分享他的知识,很多饱受干眼困扰的人们甚至都没有意识到他们的不适其实是一种疾病,也不知道治疗带来的舒适感可以改变他们的生活质量。这本书包括了开创性的研究和实用的信息,对于干眼的患者来说,值得一读。

首席执行官,罗杰·帕尔金
视觉医药有限公司

目 录

"时间比理论更能转变人们的观念。真理永恒,而谬论将在质疑中退缩。"

托马斯·潘恩(1737—1809)

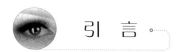

引　言

在这个信息唾手可得的时代,看医学书籍可能太麻烦了。你打算写进书里的各种医学知识,可能是尚未证实的或大家已经司空见惯的,更糟糕的是,等书出版的时候这些知识早就过时了。所以,尽管我很早之前就开始着手准备这本关于干眼(DED)的书,但我总觉得它并不会比博客、视频或者推特更有用。后来我发现强脉冲光(IPL)以及其他的光疗法可以治疗干眼,这使我成为干眼治疗模式转变的中心。当我开始写这本有关干眼治疗的书时,我曾想过要停下,选择用视频来替代它,因为我认为这样可以让大众更快地获得信息。我当时的想法是,等这本书面世时,很多医生都已开始利用IPL治疗干眼,有关这方面的信息将会无处不在。然而,我完全错了。我的视频录制完成已将近 10 年,但直到现在 IPL 才作为一种治疗方法出现在各种医学杂志中。

医学中的新观点并不像社交媒体中的事物那样,可以迅速变得人尽皆知,正如一位女士所说的"没人有时间关心这个"。医学模式的转变需要长年累月的改进和推广,尽管有不容争辩的证据,但是那些科学怀疑论者也会尽全力去诋毁这些研究。美国食品药品监督管理局(FDA)宣称,一种药物从实验室到最终摆上货架需要花 12 年的时间和 3.5 亿美元。就算这种药物已经获得批准使用,医学界也需要很长一段时间来接受它。可以说,作为一名科学家,我们一直被教导要质疑一切,但现实比这种良性的质疑要复杂得多。金钱正在腐蚀科学,现在各种公司和机构向公正的研究者和医生支付大量的金钱,只为谋取私利而并非想刨根问底解决问题。这令人惊讶吗?为了获得将一种新药或技术引入市场的资格,实验室和研究项目需要耗费大量的金钱,而研究者要为雇主带来足够多的收益,因此他们才倍感压力。如果一个公司依靠一种药物每年可收益 10 亿美金,他们会雇佣科学家和医生来提升自己的企业,这难道很难想象吗?

在这个伪科学的环境中,我明白理论变为现实的艰难,它通常需要多年的层层过滤才能呈现给病人。过去我还天真地以为现在写的书等到出版之时就已经过时了。发现 IPL 这项技术后,我花了 8 年时间研究,然后才把这项技术和治疗方案展示给其他的医生。也有医生在推行伪科学,所以不能完全责怪公司、大学和政府机构。在干眼领域,我看到有医生煞有介事地向社会大众推行某种观点,比如,我很厌烦医生将某种药物或者技术作为一种治愈干眼的方法。为何我如此充满怀疑? 有好几次我曾经听到医生夸大某种产品,极力向其他医生和大众推荐,后来发现他们和这些产品之间有巨大的经济关联,这实在令人气愤。当今社会,你的言行将与你伴随,如果一个医生不诚实,他的观念会伴随他,但病人不会追随他。我常说,从不会有同事对我抱有不满的目光,因为我从不出卖我的正直。相应的,我所追随的一群医生和科学家们也是这样的人,因为他们已经证明了自己的正直。我将那些装腔作势的人比作伊卡罗斯 *,他们都在热空气中上升得太快,直到触碰到了真理之光,最终引火自焚坠地而亡,因为他们的内在无法支撑其虚张声势的外表。

我写这本书的目的是让干眼患者了解这类疾病并给予他们希望,我的目标仅仅是解释我是如何处理干眼的。我花费大量的时间训练国内的医生治疗干眼,并出席学术会议,有幸了解到最新的和未来的可行的疗法。我也

---

* 伊卡罗斯:希腊神话人物,与其父使用蜡和羽毛制造的翅膀逃离克里特岛时,因骄傲而不顾父亲的劝阻,飞得离太阳太近,翅膀的蜡被太阳的热力融化,落入海中身亡。译者注。

出席一些和眼部疾病并不十分相关的科学会议,但是这些会议可能会带给我启发及新的想法,并可能转化为眼部治疗。正是抱有这种开放的想法才让我把强脉冲光引入眼科,但不要认为我们故步自封,我们明白,这些革新可以为干眼这种多因素疾病带来更好的解决办法。我希望用这些信息武装你们,这样在现在和将来你们就可以利用它来缓解干眼患者的症状。

在你开始阅读本书之前,我希望你听我讲述一个我改编的老故事来阐明我们的目的。有一位干眼病人,他非常成功、聪明和富有,他拜访了世界各地的干眼专家,在和这些医生交谈,以及在互联网上搜索的过程中,他对自己的疾病了解良多,但找不到解决的方法。于是他去拜访了一位非常著名的干眼专家,这位专家已经训练和帮助了许多患者,从不拒绝希望向他学习的人。当这位病人来到门诊做检查时,他开始向医护人员显摆他积累的所有的干眼知识,甚至还批评医护人员做检查的手法。专家听说了这件事,邀请病人到厨房喝茶。

"你今天为什么来找我看病呢?"专家问道。

"我来是想让你教我一些干眼的知识,开阔我的视野,并给我一些启发。"病人回答。

医生笑了,开始给病人倒茶。他不停地倒,杯子被装得很满,茶水漫出了杯沿,流到了病人的衣服上。终于,病人叫道:"够了,你把茶洒得到处都是,你难道看不出来杯子已经满了吗?"

专家停下了,笑着看着他的客人,说"你就像这个茶杯,太满了以至于什么都倒不进去了。等杯子空了,你再来找我吧。"

倒空你的杯子,开始阅读本书吧——《干眼治疗的 2020》。

第一章　干眼

　　无论过去还是现在上述这段话都是真理。在 1994 年我的第一本书中,我为医学生们引用了柏拉图的这段话,因为我那时就相信必须用整体的观念治疗病人。现代医疗过程中,医生给病人开处方告诉他们按时服药,却不和患者讨论影响疾病的环境和医生所做的健康决策。干眼也是一样,如果我们了解干眼的发病原理,就可以选择正确的生活方式,从而改善病情。

　　干眼是一种炎症疾病,涉及皮肤、腺体、神经系统和眼睛(图 1),我将眼睛排在最后,因为多数医学专业人士在治疗干眼时只关注眼睛而忽略了其他器官。我认为干眼是皮肤和腺体的问题,而这些问题影响了眼睛。健康的眼睛需要正常的泪膜。

　　泪膜包含三个部分(图 2):①黏液层(蛋白质)覆盖

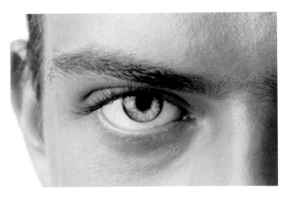

图 1　眼睛(来自 Shutter Stock 网站)

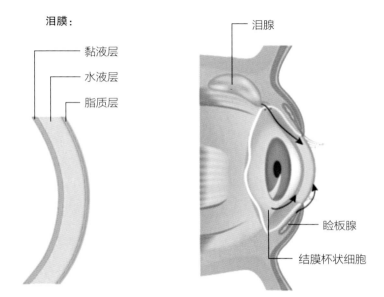

图 2   泪膜（来自 Can Stock Photo 网站）

在眼表，由结膜杯状细胞产生；②水液层（水分）由泪腺分泌，提供水分、电解质、抗体、载脂蛋白、乳铁蛋白、溶菌酶和催泪蛋白；③脂质层（油脂）由睑板腺产生。三者对于形成正常的泪膜都是必不可少的，简单地说，我们可以将每一种成分看作独立的一层，它们在眼睛表面一层层摞在一起。黏液层黏附于角膜表面，水液层位于中央，是构成泪膜的主要成分，脂质层位于最外侧。不同于身体其他部位，正常角膜没有血管，这样我们才能有清晰的视野。角膜的存活依赖于泪膜所提供的必需的养分，养分来源于水液层，泪膜需要在眼睛表面停留足够长的时间来提供这些养分，脂质层阻止泪液过快蒸发。泪膜对视力的影响也是不容忽视的。

我常用汽车雨刷器来类比泪液和视力的关系，如果你在干燥晴朗的天气开车，在没有雨水的情况下打开雨刷器，最终，雨刷器会刮花挡风玻璃，能见度下降；而在雨天，每次雨刷器扫过，你都能获得清晰的视野，因为水均匀地分布在挡风玻璃上。眼睛持续地产生泪液，每次眨眼使泪液均匀地涂布于角膜表面，让我们获得非常清晰的视野。然而，正如干燥天气的雨刷器，如果没有健康的泪液，每次眨眼时角膜上都会产生一些微小的划痕和干燥点，这样将导致视力下降。

角膜具有丰富的感觉神经，当角膜干燥点增加时可激活角膜神经，并且这些神经和瞳孔反射相连，当瞳孔缩小或者散大时，角膜神经被激活，导致疼痛，这可以解释为什么干眼病人有角膜损伤时常常伴有畏光症状。当我们遇到角膜损伤的病人时，会给予散瞳药物，疼痛会随着瞳孔散大固定而减到最小程度。

如果腺体（泪腺和睑板腺）功能异常，可导致干眼和疼痛，结膜损伤可影响杯状细胞。在自然环境中的过度暴露，如阳光和大风等，是常见结膜损伤的原因。常见的睑裂斑（结膜瘢痕）就是由于长年累月的暴露所致，睑裂斑多伴有干眼。当瘢痕开始侵入角膜时，就变成了翼状胬肉。除非由化学药品导致的急性结膜损伤，我们很少见到单纯因杯状细胞损伤导致的干眼。干眼的长期炎症可以导致杯状细胞减少，某些药物和人工泪液可以增加杯状细胞的密度，但是我并未看到这些药物可以改善干眼的症状。

一些自身免疫病可以导致泪腺功能障碍，减少基础泪液分泌。我倾向于把泪腺比作一块浸满水的海绵，当眼睛过干时，机体唯一的防御就是把海绵中所有的水挤到眼睛表面，此时干眼病人会主诉流泪。这时泪腺给干燥的眼睛提供的是无菌但没有任何养分的泪液，称为反射性泪液分泌，在眼睛被刺激时，如辣椒喷雾，会产生反射性泪液分泌。这种水分含量过高的泪液可在短时间内将刺激物冲掉，但对视力或者角膜的健康没有帮助。泪腺还会产生情感性泪液，研究显示，哭泣时流出的泪液含有激发情感的特殊激素。干燥综合征是最常见的可以减少水液生成的自身免疫病。

目前，干眼最常见的类型是睑板腺功能障碍。睑板腺（meibomian gland，MG）产生橄榄油样的分泌物，称为睑酯。睑酯是蜡酯、胆固醇、脂肪酸和蛋白质的混合物。睑板腺可以产生一种独有的不溶于水的长链脂肪酸。一旦睑酯发生异常，泪液将比正常蒸发加快，泪液蒸发的时间叫作泪膜破裂时间（TBUT）。在过去，这项指标依靠医生进行人工测量，近来，自动测量 TBUT 的技术已逐渐开始应用。正常年轻人的 TBUT 为 10~30 秒，小于 10 秒为异常,表明腺体无法产生正常的脂质。一旦脂质层出现异常,不仅泪膜稳定性下降,角膜的健康也会受到影响。现在,研究者们正在研究正常和异常睑酯的成分,这类学科叫作脂质组学。

疾病状态下,将泪液作为一个整体进行测量时,我们发现泪液中含有大量的炎症介质。在过去几年的国际眼科临床药学和治疗学研讨会(ISOPT)的年会上,我们曾经报道过这些炎症产物。阅读有关泪液的炎症标记物的文章时,可看到诸如白介素(白介素 -1 到白介素 -9)、基质金属蛋白酶(MMP9)、细胞因子、T 细胞、组织坏死因子(TNF)及细胞间黏附因子等名词,不要因为这些复杂的名词而感到气馁,因为每天会发现更多的炎症介质。所有的这些炎症介质都会导致一个共同的结果——眼睛和眼睑干燥、刺激感、充血、肿胀和疼痛。

炎症可加重形成泪膜的腺体和细胞的功能障碍,增加感染的风险。如果泪膜中缺乏抗菌物质,寄居在皮肤表面的细菌和寄生虫将会过度繁殖。如果对感染和炎症的环境不加以干预,干眼将随着时间的推移逐渐加重。随着炎症和感染对组织结构的破坏,组织的神经敏感性增加,导致疼痛,很多干眼患者表示每次眨眼时都会有明显的疼痛。干眼是一种令人烦扰的疾病,许多患者常常会与那些不太关注干眼的医疗专业人士讨论自己的痛苦。但是如果了解干眼的发展过程,就不难理解干眼病人承受的痛苦。而身体其他部位类似的病情会获得更多关注,比如膝盖的慢性炎症可以用药物、理疗和手术进行治疗。1998 年我开始成为干眼的专科医生时,甚至都没有药物来治疗这个疾病。

与其他炎症性疾病不同,干眼的复杂性在于眼睛是机体中一个十分复杂的感觉器官,需要很多环节协同作用维持其正常功能。为了滋养角膜,共需要三个不同的结构产生泪膜。角膜完全透明,其内没有血管,依赖泪液和房水(眼球内部生成的液体)获取营养。角膜的外层(上皮层)就像皮肤一样,是不断生长的,每单位面积角膜上皮层内含有的神经末梢远远多于身体的其他部分。由于缺少血管,我们通常认为角膜是免疫豁免器官,这也是角膜移植高成功率的原因。

生成泪液的腺体分布于眼周的皮肤和结膜,因此很容易理解为什么很多因素都可以影响泪膜。我们身处的环境、饮食、基因、使用的药物、个人卫生、职业、年龄、激素水平和性别都会影响泪液生成和干眼的严重程度,因而从全身的角度出发才是解决这个多因素疾病的唯一方法。如果你的眼科医生在给你进行查体之前没有询问你的用药史、生活习惯和家族史,那么他就无法真正解决干眼。如果在查体过程中,医生单靠检查眼睛就做出了诊断,而没有检查你的皮肤和腺体,他就会漏诊。有一位教授在我职业早期曾告诉我,为病人做出正确诊断的唯一方法就是和他们交谈。他是在磁共振应用于临床不久时提出这个观点的,他看到有太多的医生摒弃了问诊和查体这些传统医学方法,而依靠科技手段来进行诊断。医疗中的科学技术可辅助医生,而不是取代医生,这个观点在干眼领域非常重要,因为现在很多医生依靠如生物标志物这类检测来诊断干眼,而这些检查可能对患者和医疗系统来说非常昂贵。最近,我在杂志上看到一位医生在文章中讨论了她利用一些十分昂贵的检查来诊断干眼,即使患者已经具有所有典型的干眼症状和体征,她让患者做了这些不必要的检查之后才决定开始治疗。实际工作中,医生依靠病史和体格检查来治疗干眼,那么患者真的有必要为这些检查买单吗?

如上所述,市面上已经有越来越多有关干眼的检查,如炎症介质的生物标记物,MMP9;还有检测泪液渗透压的设备,因为理论上干眼患者的泪液渗透压较正常者高。这些以及任何即将出现的检查方法的共同问题是,它们并非是干眼特异性的检查。正如我的妻子,梅丽萨·托尤斯医生所说,干眼检查与验孕测试不同,结果并非简单的是或不是。在我刚才所描述的如此复杂的一个系统中,我们该相信会找到能够确诊的检查吗?每年我们都能在干眼患者中发现新的生物标记物,但是其中的某一项值升高就能用于筛查干眼吗?我们能找到一种基因标记物用来确诊哪种腺体发生异常吗?有没有这样的标记物,可以分别标记泪腺、睑板腺和杯状细胞?

本书中,我更关心治疗而不是诊断,因为这本书是为你——干眼患者而写的,你已经知道自己患有干眼,而且这正是你现在阅读这本书的原因,你想要缓解症状,而且想知道现在和以后能够采用的所有治疗方法。在本书中你找不到灵丹妙药,我不会告诉你吃什么药、用什么眼药水疾病就能痊愈。我能告诉你的是,患者的症状在我们的干眼门诊得到了缓解,而在其他的地方不能。当很多方法对他们不奏效时,我们能找到效果更好的疗法。我告诉患者我永远都找不到一种让所有患者都满意的人工泪液,但是每个人都可以找到让自己觉得舒适的人工泪液。为什么? 我相信这和药物的 pH、成分、活性和非活性成分有关,也和所有上述因素和患者自然产生的泪液相互作用有关。还有一个观点更为重要,就是干眼的治疗没有万金油,既然我们面对的疾病如此复杂,那么单一疗法是绝对行不通的。

所以,请阅读我在本书中提及的每一种疗法,并且尝试一些你想接受或者能接受的治疗,如果某种疗法还不能实现,我会在讨论中指出。我也会讨论一些未来可能会实现的疗法,将本书命名为《干眼治疗的 2020》的原因就是想提出一些未来的治疗。目前的人口调查显示,男性的平均寿命将会达到 82 岁,而女性为 86 岁,所以,你可以期待,在未来这些治疗将不断改进,并可能推出更多缓解症状的疗法。不要绝望,现有的治疗切实有效,而且未来还会开发出新的疗法。

"一个孩子畏惧黑暗尚情有可原,成人害怕光明才是真正的悲剧。"

柏拉图(公元前 427—公元前 347)

 第二章 强脉冲光

应用强脉冲光(IPL)治疗干眼是我创造并完善的一项技术,我就从这儿开始讲起,它让我明白科研人员面临的最大挑战和努力会给医学界带来观念的根本变化。最近我在母校斯坦福大学向美国光学学会(OSA)的学生发表了一场演讲,参加的人员有生物医学研究人员、医生、大学生和研究生,演讲的中心内容是如何将创新理念转化成医学实践,以及创新道路上所要面临的挑战。

有一天,阿基米德进浴缸时看到水面升高,他意识到上升的水的体积等于浸入水中身体的体积。当他意识到这个发现时,他大叫着"有了!"然后,跳出浴缸,裸体跑到锡拉丘兹的大街上。我的"有了!"时刻发生在我工作的诊所里,所以并没有裸体跑到田纳西州的大街上。

2001 年我的诊所开始扩增,有机会购买一个有几个分部的儿科诊所,我们决定将整形美容诊所设在其中一个分部。那段时间有许多新的创新投入市场,使患者不需要接受传统的手术就可以改善外观。那时候我已经开展眼睑手术,包括眼睑成形术和眼睑提拉术。我热爱新技术,在眼科新领域中探索让我感到非常兴奋。我的许多准分子激光角膜原位磨镶术(Laser-In Situ Keratomileusis,LASIK)患者要求进行肉毒杆菌毒素注射和面部抗衰老治疗。我们投资了很多新技术，例如铒激光和 YAG 激光以及 IPL。那个时候，大家认为 IPL 能消除酒渣鼻患者皮肤上的血管。

通常我会让酒渣鼻患者去我们的美容诊所，护士应用 IPL 技术对其面部进行治疗。当患者回诊所复诊时，一些患者告诉我在 IPL 治疗后他们的干眼症状好转了。通过检查我发现他们的泪膜变稳定，睑缘和睑板腺也较之前有改善。更重要的是，我发现睑板腺分泌物恢复到了比较正常的状态。有了！！有了！！

1990 年到 1994 年，作为医学院的一名 James Scholar，我的研究课题是非甾体抗炎药物在创伤性手术病人术后恢复中的作用，我发现炎症会引起机体多个脏器（也包括眼部）的功能紊乱。在美国西北大学眼科做住院医师时我继续研究炎症，并且更关注眼部炎症，我开始参加视觉和眼科研究协会（ARVO）的年会并发言，会上看到一些关于炎症的展板，其中我最感兴趣的是在人和动物模型上环孢素（一种用于类风湿关节炎治疗和预防移植排斥反应的免疫抑制药物）控制眼部炎症的研究论文。我于 1995 年到 1998 年持续关注 ARVO 有关环孢素的研究，探讨炎症在疾病中的作用。那个时候，干眼被称为干眼综合征，没什么人去研究它。尽管环孢素相关的研究在其题目中会经常提到结膜炎，但没人提及干眼。国家眼科研究所对干眼的定义是"干眼是一种由泪液缺乏或过度蒸发引起的泪膜紊乱，对睑裂区眼表造成损伤，并伴有眼部不适症状[1]"，此定义里并没有提及炎症。有极少数像我一样的干眼专家已经认识到干眼是一种炎症性疾病，需要用抗炎滴眼剂进行治疗，包括环孢素滴眼液。1999 年，名为 Restasis 的环孢素滴眼液被 FDA 拒绝，但最终在 2002 年得以获批上市。

虽然干眼的官方定义中不包括炎症的概念，但我明白想要治疗干眼就必须控制炎症。如果说我的干眼患者通过 IPL 治疗改善了症状，这说明 IPL 控制了炎症。从 20 世纪 80 年代末我在加州大学伯克利分校和斯坦福大学开始从事研究时就知道，你会有很多"有了！"的时刻出现，有的会成功，有的会失败。如果你认为你的想法足够有力，就值得细细研究。在发现一些患者经过 IPL 治疗症状获得改善后，我决定努力研究其中的关系。如前所述，很少有医生花时间研究干眼,甚至早期的 Restasis 研究人员都只是试图寻找控制过敏的治疗药物。大多数医生认为干眼是一种无足轻重的小病,不值得花费时间和研究经费,我却不这样认为。干眼患者十分痛苦,让我想起在医学院骨科轮转时,在背痛诊所见到的那些患者。我觉得我会在这里找到答案。

　　我开始使用 IPL 对干眼患者进行免费治疗,针对不同类型的皮肤(包括我自己)运用各种能量和脉冲进行试验,很快我发现,IPL 治疗时的不同参数和方案会影响治疗效果。IPL(图 3)是由一种氙气闪光灯产生的宽谱光,应用截断滤片(通常是蓝宝石玻璃)来阻断某些波长的光,从而使更高波长的光可以到达皮肤。我们可以在毫秒级的时间内控制脉冲的开关,皮肤越白,所用的能量越高、脉冲越少;皮肤越黑,所用能量越小、脉冲越多。可见光的波长约为 550nm 或更高,该波长的光能被皮肤、血细胞、腺体和色素吸收,色素和血管越多,吸收的能量也越多。我们首批治疗的干眼患者是酒渣鼻患者,因为这些患者皮肤表面异常的血管(毛细血管扩张)会吸收 IPL 并产生热量,从而使血管凝固。我们猜想 IPL 对这些患者有效,是因为它能够凝固这些异常的血管;而这些血管能分泌炎症介质,损害睑板腺的正常功能。同时,我们发现 IPL 对没有酒渣鼻的睑板腺功能障碍患者治疗也有效。随着将 IPL 不同的方案和参数治疗各种类型的患者,我开始看到更稳定的治疗效果,我知道我在此会有所发现。

　　我们曾把完整的 IPL 治疗的病例报告投给不同的杂志,但很快意识到向眼科医生们介绍一种他们从未听说过的技术是十分困难的,在 2002 年,所有的杂志都拒绝了我们的首个病例报告。

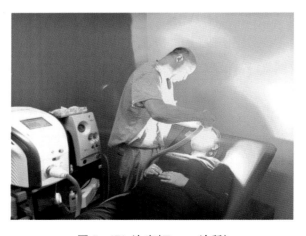

图 3　IPL 治疗(Toyos 诊所)

我们继续研究,不断改善治疗方法,优化治疗参数。2002 年在 Restasis 获批前,我首次就干眼和 IPL 向眼科医生发表了演讲,但没有人能够理解。2003 年 Restasis 获得批准,一些有关干眼的讨论开始出现在美国会议上,大家开始讨论炎症和干眼的联系。我们的一项病例研究终于在 2003 年被杂志接收出版,美国白内障和屈光手术协会接收了我们的病例研究,并奖励我们一笔经费用于 IPL 治疗干眼的研究。我们 2005 年开展的一项 IPL 治疗干眼的前瞻性研究得到了阳性结果,但缺乏显著性临床意义,看来我们的方案和技术还不够完美。

科学研究需要时间、精力和经费。我让我们的研究部门减少了在其他项目上的投入,以便集中精力研究 IPL 对干眼的治疗。开展最初的研究前,我走遍了所有的强脉冲光厂商,与他们探讨我的想法。大多数厂商对此并不感兴趣,因为他们没有意识到干眼治疗的巨大需求。有的公司认为眼科医生不会运用 IPL,有的公司不理解 IPL 和眼部疾病的关联,一些厂商准许我短时间使用他们的机器,但只是短期租借,看看我是否会购买他们的 IPL 系统。我购买了一些 IPL 系统并继续进行研究。正如我多次说到的,在我认为治疗效果达到完美之前,我们没有打算向患者收费,这点很重要,因为现在很多 IPL 公司宣称他们提供的技术能获得和我们一样的治疗效果。问题是:不是所有的 IPL 系统都是一样的,并且需要开展深入的研究才能找到适合每种皮肤类型的参数和方案。我们的重大转机出现在 2006 年,一家厂商遵循了我的修改和参数,也有别的公司开始投资推进这项技术。简单的 IPL 系统有一个主要问题:每次治疗之后,氙气闪光灯的功率会降低,这有可能导致下一次治疗不能达到同样的效果,需要不断提高参数以达到相同的效果。

在获得确切效果之前,我和这家公司合作了 2 年。我们完成了几项前瞻性和回顾性研究,结果显示 IPL 可用于改善泪膜、眼睑、皮肤、腺体和泪膜破裂时间。我们将研究结果投给不同的杂志,但都被拒绝了,大多数编辑表示他们无法理解 IPL 是怎样治疗干眼的,在那个时候,我也在一些国际会议上展示我的研究成果。不同于投稿,现场演讲的优势在于,你可以充分解释并回答疑问。回答疑问对于那些在光疗方面没有经验的人来说十分重要，因为你可以反复解释直到让他们完全理解。

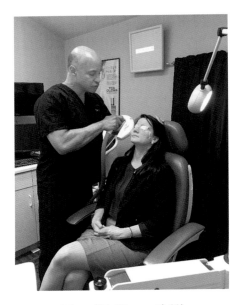

图 4 IPL（Toyos 诊所）

为什么 IPL（图 4）能够治疗干眼？2001 年，关于光波与人体的科学研究中有很多理论没有引起公众关注甚至没得到科学界关注。大多数人没有听说过已经研究光波数十年的非营利性机构，例如国际光学工程协会（SPIE）[2] 和美国光学学会（OSA）[3]。SPIE 是一个国际协会，致力于推进跨学科研究方法以及光的应用。OSA 通过出版书籍、组织会议和展览以及与教育行业合作的方式，致力于推进光－光子学与光学的理论与实际应用研究。光的研究一直在进行，包括在医学中的应用，其中很多实验由 NASA[4] 开展并分类进行。卡尔·萨根在 20 世纪 80 年代写了一部小说《接触》，并在 20 世纪 90 年代由朱迪·福斯特拍成电影；其中写道，美国国家航空航天局（NASA）一直在研究宇宙空间对人体的作用，以及怎样抵消其影响。电影中，一个亿万富翁患了癌症，活着的时日已不多，为了延长生命，他付钱给俄罗斯人让他能够住在空间站。因为在宇宙空间，包括肿瘤细胞在内的细胞增长都会减缓，他在空间站存活超过了预期的时间。实际上，NASA 发现在宇宙空间，线粒体（细胞的发电站）及其他细胞过程均减缓，这会引起一些健康问题，例如皮肤衰老。因此他们开始研究运用某些波长的光来拮抗这种现象。这种光线刺激细胞生理过程（如线粒体），使之能够更好发挥作用的能力称为光调节作用（也称之为光生物调节作用）。当 IPL 刺激成纤维细胞产生胶原使皮肤看起来更年轻时，我们就见证了光调节作用。

IPL 治疗干眼的原理：

1. 特定波长的光在适当的参数和方案下，能够刺激睑板腺细胞发挥正常功能。许多在我们诊所接受治疗的干眼患者，其睑板腺成像[5]（一种对睑板腺拍照的技术，能显示其是否具有功能）显示缺失，经 IPL 治疗后恢复了功能。我不同意睑板腺萎缩的观点，我更倾向认为这些睑板腺处于静止状态。我们利用 IPL 对睑板腺细胞产生的光调节作用，促使睑酯更好地分泌。

2. IPL 能帮助排出睑板腺中的所有异常成分。IPL 的特定波长光线可穿透睑板腺所在的皮肤内层，产生足够的热量熔化功能失调的睑板腺中的固态分泌物[6]。眼睑温度正常为 33℃（91℉），异常睑酯的熔化温度高于 33℃。热敷会使眼睑温度升高 5℃，达到 38℃；但是我发现对于大多数严重睑板腺功能障碍患者，这不足以软化异常的睑酯。像 Lipiflow 一样从睑结膜面加热的治疗方法可使眼睑温度升到约 42.5℃，可以熔化异常睑酯并排出。IPL 治疗可使皮肤温度高达 62℃，IPL 的优势在于其皮肤升温作用是从真皮层到表皮层，这与常规热敷方法相反。IPL 是目前最好的促使睑板腺口开放和使异常睑酯有效熔化的方法，这样手工挤压时睑板腺分泌物更容易排出。由于疏通了阻塞的睑板腺，产生的睑酯释放进入泪膜，所以患者症状明显改善。但假如不能产生正常睑酯，通过加热和挤压获得的症状改善是短暂的。我们对一些非志愿者的患者进行了连续的热敷和挤压，中度 MGD 患者表示症状缓解可以持续 3 周。当睑板腺按摩联合 IPL 治疗后，患者症状能立即缓解，这样他们将继续接受治疗直到获得睑板腺完全的光调节作用。

3. 某些波长的光通过氧化损伤产生的光动力[8]毒性，能够杀死[7]皮肤上的细菌和寄生虫[9]。强脉冲光机器人 Xenex，可以用于消毒医院手术间和非手术间。在埃博拉病毒爆发时，达拉斯的一家医院接收了一名埃博拉病毒感染患者，他们就是利用 Xenex 消毒所有的设施。科学家们早就知道 IPL 可有效治疗痤疮，因为它能杀灭细菌。我们知道当发生 MGD 时，寄居在睑缘的细菌和寄生虫会过度生长，常见细菌包括表皮葡萄球菌、痤疮丙

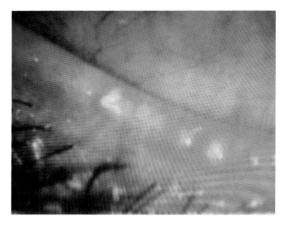

图 5　MGD（Toyos 诊所）

酸杆菌和棒状杆菌,寄生虫通常是螨虫。这些细菌的过度生长可引起睑缘炎症和感染,即睑缘炎。干眼和睑缘炎在眼表疾病中属于"鸡生蛋,还是蛋生鸡"的互为因果关系。这些微生物会释放脂酶,分解泪膜中正常的脂肪酸,增加炎性细胞因子释放;反过来炎症介质会引起睑板腺功能障碍,导致微生物过度生长,从而加重炎症,形成恶性循环。我们发现 IPL 治疗 MGD(图 5)和干眼会使细菌和螨虫减少,从而减轻睑缘炎。

4. 起初,IPL 用于封闭酒渣鼻患者皮肤的异常血管(毛细血管扩张)。在 MGD 可观察到睑缘处的毛细血管扩张,这些血管携带炎性细胞因子到达睑板腺,引起睑板腺功能障碍,因此,封闭睑缘扩张的毛细血管将改善眼睑炎症。许多患者对我说,其他医生甚至皮肤科医生说他们并没有酒渣鼻。而作为眼科医生,我们能利用裂隙灯观察眼睑边缘的皮肤是否有毛细血管扩张。其实,这种毛细血管扩张也存在于面部的其他部位,但它们不容易被观察到,因为这些部位皮肤较厚。根据这个原理,我们通过裂隙灯检查,能够提前诊断轻度酒渣鼻。随着年龄增长,皮肤的成纤维细胞停止产生胶原,导致表皮逐渐变薄。很多患者在二十几岁时没有诊断酒渣鼻,但在三十岁以后,他们会意识到皮肤血管的变化。其实,除了表皮厚度以外,其他并没有改变,也就是说他们之前就有酒渣鼻,只是没有被诊断。我认为,轻度酒渣鼻患者的诊断十分重要,因为我知道假如没有对其加以控制,该疾病会扰乱睑板腺的正常功能。IPL 发出的光被红细胞吸收,产生热量,最终封闭携带炎症介质的异常血管,减缓睑板腺的功能下降。如果能在早期治疗这些患者,我们就能够防止某些睑板腺损伤的发生。

5. 有研究发现皮肤能产生炎性介质。一项研究发现 IPL 可使皮肤产

生的白介素 -9 减少。我观察到痤疮患者发作时，干眼症状和眼睑周围的炎症加重。当运用 IPL 治疗痤疮时，不仅控制了皮肤症状，干眼症状也得以缓解。我们研究了一组 10~19 岁的严重性酒渣鼻的皮肤病患者（图 6），患者同时有严重的 MGD。这些患者表现为眼型酒渣鼻以及大量角膜新生血管形成，患者剧烈眼疼而无法睁眼，泪膜无法形成。我们运用 IPL 对这些患者进行治疗后，他们的面部炎症得到控制，酒渣鼻症状也获得了改善。8 年前一名 10 岁患者

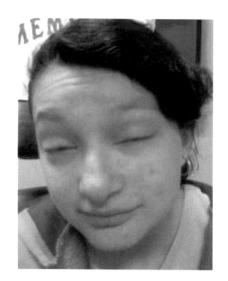

图 6　酒渣鼻（Toyos 诊所）

由于严重的痤疮和眼型酒渣鼻走投无路由她的家人带来治疗，因为疼痛，她已经超过 3 个月没有睁开眼睛。她的角膜看起来像一个残骸，角膜周边都是瘢痕、血管，泪膜破裂时间（TBUT）仅 1 秒。在 IPL 治疗一次后，她的症状获得改善，能够睁开眼睛。多年后，她的角膜恢复正常，异常血管消退。现在她定期回来接受 IPL 治疗，皮肤发作严重时就诊更频繁。我们还有许多像她一样年龄段的患者，他们在 IPL 治疗后症状均得以改善。睑板腺与睑缘的皮肤是治疗的关键。

　　一些知名的机构和医生采用了我的 IPL 治疗方案，获得了同样的治疗效果。现在有一些公司和医生开始试着应用那些不知名的、他们能够买得起的便宜的 IPL 系统，这种方式的问题是，他们忽略了我们诊所在 2008 年将其投入市场之前开展的 8 年研究。当 2000 年 IPL 出现时，这项技术还处于初级阶段，其能量无法控制，脉冲无法设定，并且随着使用的次数增加，闪光灯功率会下降。并且它的设计是用于封闭酒渣鼻患者的异常血管，医生如何判断何种参数合适于面部呢？我们在耳屏处皮肤进行测试，如果皮肤变成粉红色，表明设备所用能量、滤镜和脉冲合适。一旦设定好参数，就可以治疗面部的其他部位，但是不能在眼睑周围使用，因为该部位的皮

肤菲薄,会发生烧灼,大多数医生在治疗时会远离眼睑部位。当患者需要继续治疗时,必须重新进行测试,因为随着使用次数的增加,灯的功率会下降,因此我们需要经常增加 IPL 的功率。我记得给某位患者治疗时,我的初始能量设定是 $18J/cm^2$,经过 1 年治疗后,因为能量衰减,我将功率增加到 $33J/cm^2$ 才能达到相同的效果。因此我们需要构建一个拥有恒定功率的 IPL 系统。

　　Lumenis 是首个将 IPL 投入市场的公司,他们对设计进行了改良,制造了优化脉冲技术的 M22IPL 系统,确保能量和功率符合 IPL 的输出,其自校准技术能确保每次精准的功率输出。一旦获得合适的参数,我们可以为每一位患者定制个性化的治疗方案,使患者获得最佳的效果。

"所有真理往往会经历三个阶段,首先,被嘲笑,然后,被抨击,最终,被接受,不证自明。"

阿瑟·叔本华(1788—1860)

 第三章　Q(手持光疗仪)

了解到光疗对睑板腺的光调节效应后,我开始探索不同能量和波长的光疗效果。如果操作不当,IPL 可能出现副作用,应由医生在医院操作而非患者在家自助治疗。报道显示,无眼部保护措施的情况下进行 IPL 治疗会诱发眼部炎症。理论上讲,如果 IPL 直接作用于眼球,视网膜色素会吸收它的能量,从而造成眼球损伤。我发现我设定的不同波长光都没有对眼部造成损伤。

目前,应用于医学领域的多种波长光在治疗中未显示眼部不良反应。比如,红光用于医学美容,蓝光用于治疗痤疮及新生儿黄疸,外科医生及教练员们利用红光加速术后患者及竞技运动员的身体恢复。为了研究这类光疗能否治疗睑板腺疾病,我们尝试了所有单一或混合波长的光疗方法。

过去的 6 年中,我们致力于研究发光二极管(LED)对于睑板腺功能障碍及干眼的治疗作用。在特定波长及能量下,LED 可以改善干眼的相关症状及体征。区别于 IPL,LED 并非脉冲式,再次治疗无须等待数周,患者每周需要至少 2 次睑缘治疗(图 7),治疗所需能量较 IPL 小,效果略低于 IPL。我已将实验结果发表在 2015 年及 2016 年 ASCRS 会议上。

我们将手持光疗仪命名为 Quantum,使用一段时间后,患者们简称

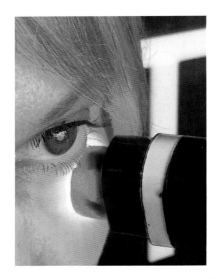

图 7　手持光疗仪（Q）（来自 Toyos 诊所）

它为 Q。对于中重度睑板腺功能障碍相关干眼患者，Q 非常适合作为 IPL 的辅助治疗，在完成 IPL 治疗后，建议患者在家使用 Q。我们发现通过使用 Q，患者可以减少 IPL 维持治疗的频率。我们还发现，轻度干眼的患者也会因此获益。肤色为 Fitzpatrick 5 级和 6 级的患者无法接受 IPL 治疗，但可以使用 Q 辅助治疗。IPL 是目前最佳的热敷方法，而 Q 可以提高腺体温度，熔化异常黏稠的睑酯。我们已将 Q 光疗和睑板腺按摩治疗应用于临床，并继续探索这一新兴光疗技术。

"除非我们将医疗自由写入宪法,否则药品成为我们生活潜在独裁者的时代即将到来。"

本杰明·拉什医生(1746—1813)

 ## 第四章 饮食和补充剂

干眼患者基本饮食

在繁忙的临床工作中,我没有时间去深入了解干眼患者的基本饮食组成。许多患者查阅文献并发现一些简单的食物和补充剂可以改善泪液质量和减轻炎症。如果你也认为干眼是引起泪膜稳定性下降的一种皮肤和腺体疾病,那么任何一种有益于皮肤的食物均会对干眼有所帮助。坚持食用对皮肤有益的食物,同时加上对干眼有益的食物和补充剂,即可获得基本的干眼饮食。而人们常常忽略了那些不建议食用的食物,这也是很关键的。在我给你建议之前,我必须告诉你,尽管我也努力采用我所宣扬的饮食方式,但每隔一段时间我也会吃些薯片、薯条和酸橙派(说最后一项时最好用南方口音),所以我不会建议你采用不现实的饮食方式。请将那些对你无益的食物逐渐过渡为你可以接受的食物和补充剂。如果你每隔一段时间需要食用某些非健康食物以保持理智,直接大胆去吃并可以将此作为一种情感支持。我的健身教练曾告诉我,每隔一段时间他就会吃不该吃的食物以强化自己的消化系统,我点了点头并咬了一口酸橙派。

胆碱是保持身体健康、年轻和有活力的关键营养素之一。机体可以合成少量胆碱,日常饮食需补充大量胆碱以维持机体正常功能。机体代谢胆碱产生磷脂,如磷脂酰胆碱(PC)——细胞膜的一种成分。儿童细胞膜的90%由PC组成,细胞膜是细胞的防护墙,它可以阻止有害物质进入细胞,同时让有用的化学物质进入细胞。若无法摄入足够的胆碱或者机体产生PC障碍,细胞膜将会用硬脂肪和胆固醇来替代PC。PC可合成极低密度脂蛋白(VLDL),VLDL是一种将有害脂肪酸从细胞中移除的运输分子。胆碱缺乏可导致非酒精性脂肪肝。胆碱和许多B族维生素如B_{12}、维生素B_6、叶酸及维生素B_2(核黄素),是合成氨基酸、核酸、腺苷甲硫氨酸(SAMe)所必需的。分泌泪液的细胞和腺体依赖于PC的正常合成。我发现我的许多患者饮食不均衡,他们尝试了许多特定饮食,如无谷蛋白饮食、低碳水化合物饮食等,但却不吃那些对他们的整体健康和干眼有益的食物。

在购买PC之前,你需要注意的是,维生素和补充剂市场并没有像药物那样受到药品监督管理局(FDA)的监管。膳食补充剂需按照现行法律即《膳食补充品健康及教育法案》(Dietary Supplement Health and Education Act, DSHEA)良好操作规范的要求进行生产,制造商必须向FDA注册所有生产设施,有关维生素和补充剂的健康声明需要获得批准。所有这些保障措施似乎足够了,但下面这种情况却经常发生,美国国立卫生研究院(NIH)发布一些受到厂商资助的维生素研究,随后制造商利用这些资料获得生产维生素的批准。这些补充剂的质量常常达不到NIH的质量要求,但制造商却声称它们与前期研究是一样的。人们可以买到他们在杂志上见到的援引了NIH研究的维生素,但是其生产方式可能不同,不同方式生产的维生素其生物活性、吸收度和耐受性可能不同,而患者却无法轻易地获得特定维生素和补充剂的信息。

PC可以合成卵磷脂,药物含有30%的PC就可以在标签上称为PC。PC补充剂含有的胆碱少于20%。制造商从蛋黄或大豆中获得PC(通常以卵磷脂的形式),大豆的PC卵磷脂较蛋黄含有更多的多不饱和脂肪酸(PUFAs),而多不饱和脂肪酸已被证实有助于改善心血管健康。富含胆碱和大量PUFAs的食物对干眼是有益的,这些优质食物包括但不仅限于大马哈鱼、核桃、杏仁、扇贝、鳕鱼、甘蓝、西兰花、菠菜、花椰菜、芦笋和牛奶巧克力,其他食物如动物肝脏、蛋黄、牛肉、小麦胚芽、牛奶、花生酱、亚麻籽等也含有大量的胆碱,但是我们不是为了构建整体饮食,而只是构建干眼饮食。我在寻找具有上述多种重要成分而同时不会加重干眼炎症的食物,例如,红肉含有大量的胆碱但同时含有一种促炎前体,即花生四烯酸。另一个例子是蛋黄、贝类和全脂牛奶产品含有大量的胆碱但同时含有胆固醇,机体胆固醇水平升高会引起动脉粥样硬化。

牛奶和小麦制品一样具有争议。我们知道一些人体内缺乏分解牛奶所必需的乳糖酶,牛奶特别是脱脂牛奶的升糖指数很高,牛奶还含有促炎前体化合物,即花生四烯酸。全脂牛奶和乳制品如黄油、奶酪、冰淇淋所含有的饱和脂肪会造成许多问题,如糖尿病、肥胖和动脉粥样硬化,因此建议用杏仁乳替代牛奶。

如果你需要烹饪某些食物,请使用含有 98%~99% 甘油三酸酯的特级初榨橄榄油(EVOO),EVOO 含有的主要脂肪酸是单一不饱和脂肪酸(油酸),还有一些饱和脂肪酸和 PUFAs[14],EVOO 的另外 1% 中含有抗氧化剂多酚,可以帮助机体对抗自由基,即那些损害蛋白质、细胞和 DNA 的不稳定原子。机体正常的生物过程中可产生自由基,污染物如吸烟也可促使自由基进入体内。食用更多 EVOO 的人群患皮肤癌、乳腺癌和结肠癌的风险更低[15]。油酸含有抗炎成分,可对抗干眼的炎症,而牛油果和坚果内都富含油酸。

烹饪过的西红柿(比生吃更好)含有大量的抗氧化物番茄红素和玉米黄质。西红柿可预防前列腺癌,同时作为一种天然防晒剂有助于预防皮肤癌,其所含的高钾有助于控制心率,所含有的维生素 A、B 类黄酮复合物、硫胺素、叶酸、烟酸均对皮肤和眼睛有益。

至于甜点,你可以吃一点含有可可类黄酮(一种有效抗氧化物)的巧克力。牛奶巧克力可以提供一部分胆碱和可可类黄酮,而黑巧克力的可可类黄酮含量最高,可以降低胆固醇和心血管疾病的风险,增加皮肤的防晒能力和水合作用以及增加大脑血流。同时巧克力含有一些咖啡因,《眼科》杂志发表的一篇文章指出对于一些患者来说咖啡因可以促进泪液生成[16]。

你是通过哪种饮料来获取咖啡因？不如喝些含有抗氧化物和儿茶酚如EGCG 的绿茶,它可以增加面部血流和供氧。2011 年的《营养学》杂志指出,与对照组相比,饮用富含多酚的绿茶组其皮肤更富有弹性、光损害减少。

干眼患者经常问我是否可以食用全谷物。全谷物优于精加工淀粉制品,但是仍会升高血糖(高升糖指数)。一些干眼患者可能对麸质过敏,因此在治疗干眼时最好可以消除所有潜在的过敏原。尽管全麦含有一些胆碱,但是前面我已经列出了一系列可提供胆碱和其他有益营养素的食物。你可以将全麦加入你的饮食中,但不需要为了加入它们而改变你的日常饮食。

如果卡通人物大力水手是在今天创造的,那么给予他力量的食物将会是甘蓝而不是菠菜。请不要误解我的话,菠菜仍是一种健康蔬菜,但甘蓝对于干眼患者更为有益,并且甘蓝在任意一家超市均可找到。甘蓝是抗氧化物叶黄素和玉米黄质的最佳来源之一,我曾给棒球运动员提供含有这些营养素的补充剂来提高夜间视力和减少眩光。叶黄素和玉米黄质可减少皮肤因日晒生成的自由基。一杯甘蓝可提供超过 100% 的日常所需的维生素 C和维生素 A。

我认为所有的营养饮食建议都建立在足够水分摄取的前提之上。对于干眼患者的饮食来说,足量的水分摄入是十分必要的。生命依赖于水,这是因为身体需要水来将营养物质运输至细胞内和将有毒物质从细胞内排出。机体主要由水组成,我们需要将经皮肤、尿路、胃肠道和其他系统如生成泪液所丢失的水分补充回来。可以通过经常喝水来增加水分摄入,也可以通过食用更多的高含水量食物如水果和蔬菜。

当今社会的一个问题是许多非处方药和我们喝的液体都具有利尿效果,咖啡、饮料和酒精都是利尿剂,当我们喝这些液体时会引起脱水,所以喝咖啡或喝酒之后记得要喝杯水。建议将饮料改为水,同时添加一些粉状的维生素补充剂来增加口感。一些药物如抗组胺药也可引起脱水。服用任何药物时都应当增加摄水量来帮助冲洗体内因药物生成的毒素。应当喝过滤水或天然泉水而不是自来水,这是因为许多测试都发现自来水内有激素的残留,而这将会影响泪液生成。此外,某些软塑料瓶由邻苯二甲酸盐制成,它可能干扰内分泌。

邻苯二甲酸盐可影响正常的激素合成。不光是水瓶,某些乳制品、化妆品、洗发水、香水、农药(记得洗水果和蔬菜)也含有邻苯二甲酸盐。研究证实邻苯二甲酸盐可以影响许多激素依赖过程如儿童生长发育。某些塑料容器还含有双酚 A(BPA),BPA 与高血压、前列腺疾病和大脑发育有关,罐装食品的内壁也使用 BPA 涂层。一般认为少量的邻苯二甲酸盐和 BPA 是安全的,但可以采取一些措施来降低风险:减少食用罐装食物,远离软塑料水瓶,加热食物时不使用微波加热塑料,使用玻璃容器来代替塑料容器保存食物,避免使用标有循环码 3 和 7 的塑料制品,因为它们可能含有邻苯二甲酸盐和 BPA,避免使用人工制造的香水,食用和饮用有机乳制品,对家里的水进行过滤。

补充剂

每当讨论通过饮食和补充剂来改善干眼时,ω-3 脂肪酸都被认为是金标准。ω-3 脂肪酸是一种多不饱和脂肪酸(PUFAs),它含有一个称为 Omega 的碳链末端的特殊碳基组,共有三种 ω-3 脂肪酸:亚麻油酸 ALA(植物内)、二十碳五烯酸 EPA 和二十二碳六烯酸 DHA(鱼类内)。人体无法合成全链 ω-3 脂肪酸,需要通过饮食来合成长链脂肪酸。EPA 和 DHA 可以减轻炎症,研究已证实它们可以改善心脏病和关节炎。许多研究,包括 Dr. Penny Asbell 进行的一项广泛研究发现,补充 ω-3 脂肪酸可以改善干眼的症状和体征。我也发现患者通过增加饮食中的 ω-3 脂肪酸和添加补充剂可以改善睑酯质量,ω-3 脂肪酸可以改善睑酯中磷脂的质量。对于 MGD 患者来说,睑酯由正常的透明油状变为牙膏状。正常睑酯的熔点高至 32℃,而异常睑酯的熔点升高,比正常体温 37℃ 还要高很多。ω-3 脂肪酸可以改善睑酯质量和降低熔点。虽然摄入 ω-3 脂肪酸不可能治好 MGD,但它的确对其有帮助。患者可以通过食用鲑鱼和沙丁鱼来增加 EPA 和 DHA 摄入,大西洋鲑鱼的 ω-3 脂肪酸含量最高,约为 2g/100g。少量的 EPA 是由

ALA 制成的，核桃是 ALA 的一种良好来源。我认为饮食是获取足量 ω-3 脂肪酸的最好方法，你可以采取富含大量鱼肉的日式饮食[20]，这也许可以解释日本人的肥胖、脂肪相关的癌症和结肠癌的低发生率。由于美式饮食不同于日式饮食，我建议补充鱼油。

ω-3 脂肪酸的巨大市场使得患者很难挑选出可提供最大益处的产品。由于市场疏于监管，患者在挑选 ω-3 脂肪酸补充剂时应当小心。ω-3 脂肪酸补充剂有两种形态：甘油三酸酯和乙酯，甘油三酸酯的形态类似于自然形态，制造成本更为昂贵；乙酯在实验室内生产，生产成本较低。两者之间最主要的差异在于乙酯是一种基于酒精的补充剂，机体需要更长的时间来代谢酒精为底物的 ω-3 脂肪酸。许多研究证实与甘油三酸酯相比，乙酯的吸收度和生物活性更低[19]，一项研究发现甘油三酸酯的吸收度是乙酯的 300%。研究人员可以通过 Omega 3 指数来测量 EPA 和 DHA 的含量，他们发现甘油三酸酯和乙酯 Omega 3 指数的差异为 25%。

你可以用聚苯乙烯泡沫塑料杯测试来确定你所服用的 ω-3 脂肪酸是哪一种。刺穿胶囊，将胶囊中的油置于聚苯乙烯泡沫塑料杯中，如果油在数分钟内将杯子溶解，那么它就是酒精为底物的 ω-3 脂肪酸，因为乙酯可以溶解泡沫聚苯乙烯的连接键。

"医生的首要职责之一就是教育大众不要服药。"

威廉·奥斯勒爵士（1849—1919）

第五章　滴眼液治疗：非药物性与药物性

人工泪液
这一名字代表什么？

我认为人工泪液这一名字有歧义，因为天然泪液中含有蛋白质、水、脂肪、介质、抗菌成分等，没有一种滴眼液可以真正替代泪液。泪液可以在眼部停留一段时间，然后排入鼻腔泪囊系统（图8）。眼睑在内眦处有一个叫作泪小点的中空结构，可收集天然泪液，经泪小管，最终排入鼻腔。人体器官的解剖结构十分巧妙，这些收集起来的泪液得以充分利用，润滑鼻腔，使得鼻腔不至于十分干燥。当挤压 MGD 患者眼睑的时候，我们可以看到异常睑酯进入鼻腔，刺激患者引起擤鼻涕的感觉，导致患者打喷嚏。

所以，没有人工泪液能够替代机体的健康泪液，所有这些滴眼液都应该被称为润滑剂（图9）。严重干眼的患者需要持续使用润滑剂，冲洗掉不健康泪液里的炎症介质。可以简单地将这些润滑剂分为两大类：①药物性的；②非药物性的。药物性的润滑剂含有抗菌或者抗炎的药物成分，这些药物成分并非都有充足的科学证据。非药物性的润滑液只简单地用凝胶、溶液或乳剂清洗眼睛。

目前非药物性的润滑剂种类繁多，如果需要，我可以写一整本书来介

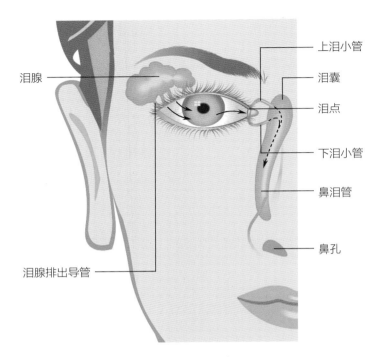

图 8　鼻泪管排泄系统

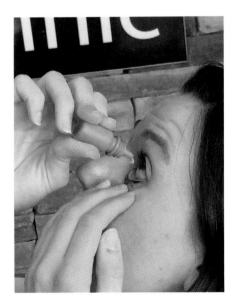

图 9　滴眼液示意图（Toyos 诊所）

绍，但是这本书的题目并不是干眼治疗现状，而是干眼治疗的未来。这些润滑剂并不能治疗干眼，只能临时缓解症状，因为所有的润滑剂，包括机体的天然泪液，最终将流向泪小点并进入鼻泪管系统。润滑剂的效果在于稀释炎症介质，清除它们并最终将其排走。如果你角膜上有干燥斑点，润滑剂可以在眨眼的时候暂时覆盖角膜，使你感受不到角膜干燥。泪液可以暂时修正眼部的渗透压，干眼患者的泪液渗透压增加将导致眼痛。润滑剂不仅可以改变渗透压，还可以改变泪液的 pH。正常泪液 pH 通常是 7.2，眼部在 pH7.2 时感觉最为舒服，干眼患者的 pH 会偏酸或偏碱，我几乎没有见过 pH 正常的干眼患者。

泪液 pH 异常时，患者通常钟情于某一种润滑剂，或者能忍受某一些药物性滴眼液，而不能忍受其他种类的药物。我一般不会给所有患者推荐同一种人工泪液，人工泪液的选择没有唯一的标准。一些医师错误地认为，需要根据患者干眼的类型匹配人工泪液。如果患者有 MGD，则给患者膏状或者凝胶类的润滑剂，如果患者有干燥综合征，则给予稀薄的水液状的润滑剂，其实这些润滑剂很少适合这些疾病。如果用这些滴眼液的作用仅仅是让患眼舒适而非治疗，那么这个选择就是尝试错误的过程，也是患者选择滴眼液的过程。患者往往会喜爱某种滴眼液，但是这并不影响我的选择，我通常为患者首选无防腐剂的人工泪液，因为这样可以减少潜在过敏的发生。

滴眼液中最常用的防腐剂是苯扎氯铵（BAK)，许多患者对 BAK 过敏，BAK 的角膜毒性也非常常见。过敏和干眼可释放某些相同的炎症介质，从而加重干眼的病情。现今，新一代的防腐剂已用于某些滴眼液，但对这些新的防腐剂仍然有过敏发生。如果发现你用的滴眼液有防腐剂，请务必和你的医师核实一下其毒性，但我的建议是继续找到一款无防腐剂的润滑液。同时，我建议干眼患者尽可能减少使用滴眼液，如果频繁使用，将冲刷掉自身的正常泪液，可能适得其反。

药物性润滑剂是指有一些药物作用的滴眼液，通常比单纯的润滑剂更为有效。我将逐一介绍这些滴眼液，其中有些在目前的市场上还没有，但是到 2020 年可能会上市。

先从环孢素 Restasis)开始,因为这是第一个经 FDA 批准的治疗干眼的滴眼液。在我的干眼转诊中心,大多数患者在改善症状的过程中已接受环孢素治疗。我在 FDA 批准之前就已经使用环孢素滴眼液,因为干眼是一种炎症性疾病,降低 T 细胞(可通过点用环孢素下调炎症介质)可以改善症状。也因为干眼是一种炎症性疾病,所以抗炎治疗可以改善眼部的微环境。Restasis 不含防腐剂,这符合我接受润滑剂的标准,但是 Restasis 并不能改善睑板腺功能障碍,持续使用 Restasis 超过 3 个月的患者,泪膜改善也不明显,而且很多患者抱怨使用 Restasis 并不舒服,这可能是因为患者不能忍受该滴眼液的 pH。当这样的患者来到我的诊所,我通常会劝他们放弃这种药。事实上,我会尝试着鼓励患者逐渐停用几乎所有的滴眼液。

他克莫司 [28],也称 FK506,是和环孢素机制类似的免疫抑制剂,其效果比环孢素强 100 倍 [29],并用于治疗犬类的干眼。因为其同时还有阻止肥大细胞释放组胺的作用,我们也曾用其治疗严重过敏的患者。它是一种天然大环内酯类化合物,类似常用的抗菌药红霉素(有医生已经用口服红霉素治疗酒渣鼻相关的皮肤炎症、MGD 以及干眼)。他克莫司抑制钙调磷酸酶,并下调 T 细胞的功能,其作用机制不仅能阻止 T 细胞,还可以抑制白介素等其他的炎症介质。

立他司特(Lifitegrast)是一种正待 FDA 批准的局部抗炎药,该药与细胞表面蛋白 LFA1(淋巴细胞功能相关抗原 -1)相结合,阻止 T 细胞与 ICAM-1(细胞间黏附分子 -1)的结合。简而言之,Lifitgrast 可以阻断 T 细胞浸润、阻止其释放炎症因子。

羊膜已用于外伤或感染导致的角膜损伤,羊膜可促进干细胞分化为正常的细胞,帮助角膜修复。角膜上皮细胞每 3~5 天即可再生,羊膜可在眼表存留 7 天,有助于角膜上皮再生。羊膜会溶解,而细胞再生过程将持续存在,因此羊膜的作用是临时的。除了提供持久的基底膜作用外,羊膜还有很多其他好处。有公司正在使用人类的羊水(HAF),一种包绕胎儿并持续接触胎儿的液体,作为滴眼液。羊水比羊膜具有更多的生长因子(表皮生长因子、组织生长因子 β,纤连蛋白),HAF 经旋转离心处理,就如同从血液里提取血浆。该公司正处理及加工羊水，以制备一种新的滴眼药。

脐血血清（UCBS）也被制成滴眼液。UCBS 来源于婴儿出生后的胎盘脐静脉，通常一个脐带血样本可以提供 40ml 的血清，脐血比成人血清含有更高浓度的某些生长因子。现已有先进的技术可以去除不必要的血液成分，浓缩那些有利的因子，以减轻炎症、促进愈合以及减少干眼症状。

有一家公司正在使用从年轻健康志愿者体内提取的人类血小板，将其制备成富集血小板的滴眼液，类似于血小板血浆，这种滴眼液去除了凝血因子以及其他的不必要的血液成分，保留有用的因子。所有这些非自体的血液制品都必须保证纯度，以保障患者安全使用。

最近我们正在研究一种滴眼液 OculocinPropo，这是我们在澳大利亚培训干眼医生时发现的。OculocinPropo 是一种用于治疗结膜炎（眼表层炎症）和干眼的纯天然滴眼液，其关键成分是蜂胶、芦荟汁、洋甘菊，你可能通过其他日用品对这些成分有所耳闻。第一个令人关心的问题是，这种滴眼液有刺激性吗？答案是否定的，所有试用 Oculocin 的患者均反映该滴眼液极为舒适，其原因之一可能与 Oculocin 无防腐剂且独立包装有关。在一个小样本的干眼研究中，入组的 20 例患者使用该产品后均无任何过敏、刺激感及烧灼感等主诉。

Oculocin 为何对干眼有效？我认为其有效成分还需要进一步研究，但是我们都知道蜂胶是一种植物中的树脂状物质，蜜蜂从植物中带回这些树脂到蜂巢并覆盖在巢穴表面（也许树脂可以包裹眼表？）。我们知道蜂胶通过其抗细菌及抗真菌的作用来保护植物（也许蜂胶可以对抗如睑缘炎之类的眼睑感染？睑缘炎是干眼常见的结果）。数世纪来，芦荟汁和洋甘菊的抗炎作用已广为人知。我们发现使用 Oculocin 后患者的眼睑和眼睛的炎症减轻，患者表示每天使用一滴 Oculocin，白天眼部的刺激感就能减轻。

前列腺素是引起眼部损害及疼痛的主要炎症介质之一，在炎症反应的早期阶段，磷脂酶促进磷脂转化为一种前列腺素的前体。激素滴眼液可以阻断磷脂酶，阻止磷脂的转化。激素滴眼液广谱抗炎的同时，可以引起眼压的增高、白内障、增加感染机会，个别情况下甚至会引起人格改变。市场上有多种不同剂型和效果的激素滴眼液。激素可以控制干眼的炎症，缓解症状，短期使用（仅数日）可治疗干眼，但是长期使用，则将面临并发症的风险。如果能很好地控制或消除其副作用，激素将是治疗干眼切实可行的选择。

非甾体抗炎药（NSAIDs）滴眼液控制炎症的原理与激素有所不同，环氧酶（COX）使磷脂转化为前列腺素，而 NSAIDs 阻断 COX，从而阻止前列腺素的产生。NSAIDs 的副作用比激素小，同时其效力也较低。数年前，我们在约翰霍普金斯眼科现代概念的会议上报告了我们的研究结果，干眼患者长期使用 NSAIDs 控制炎症和症状，没有并发症出现。有文献报道，老一代的 NSAIDs 滴眼液可引起角膜的问题（角膜溶解），而且干眼患者更易出现角膜溶解，尤其是泪小点栓塞治疗的干眼患者面临角膜溶解的风险更大。我们已成功使用 NSAIDs 滴眼液控制干眼症状。

你可能有所耳闻用于改善疾病症状和体征的生物制剂。由生物系统在实验室里制造的药物均称为生物制剂，常见的生物制剂有人类生长激素和胰岛素。当你每天在电视里看见修美乐（Humira）和恩博（Enbrel）的商品介绍时，就是在接触生物制剂的广告。大多数生物制剂可以减少炎症细胞因子、肿瘤坏死因子 α。制药公司正在将这些口服的生物制剂转变成滴眼液，我们已经参与了一些用生物制剂控制眼内炎症的研究，相比激素滴眼液，生物制剂的效果良好而副作用小，但缺点是价格昂贵、生产困难，同时机体也会认为生物制剂为外来物而产生抗体，从而将其清除。目前，我们对生物制剂滴眼液的效果和副作用还没有充分的认识。

研究人员已开始探寻生物制剂治疗干眼。哈佛大学医学院报告了局部用阿那白滞素（Anakinra）[17] 治疗干眼的效果，阿那白滞素是一种白介素 -1 受体拮抗剂，是一种治疗类风湿关节炎的生物制剂。我们用阿那白滞素滴眼液治疗干眼的效果喜忧参半。在哈佛大学主导的一项随机研究中，相比于人工泪液，阿那白滞素滴眼液可以改善干眼的症状和体征。对于那些炎症难以控制的干眼患者，生物制剂可以替代激素及 NSAIDs 滴眼液用于抗炎。我们现在还处在生物制剂研究的早期阶段，到了 2020 年，我们也许会发现生物制剂对干眼的炎症更加有用。

自体血清治疗眼病已经是几十年前的老概念了，Fox 医生等在 1984 年即发表了自体血清治疗干燥综合征取得良好效果的文章 [10]，Tsubuto 医生等发表了用自体血清治疗 Sjögren 综合征的文章并一直主张该治疗方法。我目睹了自体血清从概念变成一种常用治疗方法的全过程。在 LASIK 起步阶段（20 世纪 90 年代晚期），患者会出现暂时性干眼并持续数周，但最终会痊愈。LASIK 术中制作角膜瓣的过程就像翻开书皮一样，医生掀开角膜瓣暴露角膜基质，然后在基质上打激光矫正屈光不正，再将角膜瓣放回以保护创面。患者回家后闭眼，让角膜瓣愈合。第二天角膜瓣已经密闭良好，患者的屈光不正得以矫正。用微型角膜刀制作角膜瓣时，需用负压环固定眼球，便于用刀制作角膜瓣。我们认为微型角膜刀的负压吸引可以暂时麻痹杯状细胞，引起泪液分泌失衡，泪液分泌量下降导致患者出现干眼并有视力下降。有时，刀片在切角膜的同时会切到结膜血管，极偶尔的情况下甚至切到眼睑。患者不会注意是否切到血管，但是医生却发现，切到血管的 LASIK 患者术后并没有出现干眼。

1998 年是最好的年代，我毕业并成为一名 LASIK 医生。之所以说 1998 年是这个手术最好的年代，是因为这种新手术能让患者成功摆脱眼镜和接触镜，而且患者众多。我来到田纳西，成为这里第一个 LASIK 医师，并培训了一些该手术的先驱医生，如 Kerry Assil 医师、Steve Brint 医师等等，鉴于此，我成为美国最顶尖的 LASIK 医师之一。那时候，几乎每个眼科医生都做 LASIK 手术，我在 1999 年开始做 LASIK 手术，开始我每年完成 1000 例手术，短期内如此巨大的手术量带给我的益处就是我能很快发现一些规律。我遇到一些 LASIK 手术中出血的患者，其术后干眼的症状和体征均不重，这可以确定，血液中的确含有一些特定的有效成分，可以帮助伤口愈合。

许多医师认为可以给干眼患者抽血，经离心获得自体血清，然后用血清滴眼治疗干眼。但当时干眼这一领域还处于早期阶段，事实上，当时认为干眼是一种症状而不是一种疾病。如果术中结膜出血可以避免 LASIK 术后干眼，那么，持续暴露在血清中岂不是可以治愈干眼？当然，我们现在知道干眼与其他疾病一样，无论多好的药物只能不同程度地缓解干眼。开始，我们给干眼患者血清滴眼液每天4次，有些患者能缓解症状，有些则不行。虽然这种方法不能治疗MGD，但是许多患者仍感到干眼明显缓解。自体血清还可以有效治疗某些角膜疾病。

自体血清的另一个应用领域是恢复角膜神经。角膜神经支配触觉、痛觉、温度觉等感觉，同时也在眨眼反射、伤口愈合、泪液产生方面发挥重要作用。眼表的正常功能有赖于泪液和角膜的完整，许多疾病可以损害角膜神经使角膜知觉丧失，导致眼表被破坏。研究显示干眼患者的LASIK术后，因为角膜瓣的制作和愈合过程中神经异常再生，可加重干眼症状（这就是如果患者有干眼症状，我们会做表面切削手术，如EPI-LASIK的原因。在后文我们还将涉及干眼和LASIK的相关问题）。干眼的长期、持续存在的炎症也可以影响角膜神经。

现在，可以通过共聚焦显微镜直接观察到角膜神经的形态，Matsumoto医生是最早证明自体血清可以治疗角膜神经损伤、神经营养性角膜病变的医生之一。近2年来，我们的医师通过共聚焦显微镜观察到自体血清可以改善角膜神经的结构。血清对神经再生的效果已广为人知，使用自体血清可以治疗角膜神经痛，但无法改善MGD。治疗干眼应针对病因治疗，例如，如果一个患者为MGD干眼，可以用强脉冲光（IPL）治疗改善MGD，如果患者仍有神经痛，而没有干眼症状和体征，就可以用自体血清治疗。

从自体血清中可以得到什么？神经生长因子（NGF），一种对损伤神经再生以及维持正常生理十分重要的成分。角膜的各种损伤，无论是炎症、外伤还是LASIK术，都需要NGF修复。NGF还有一些抗菌的特性，可以预防外伤后的感染。血管内皮生长因子（VEGF）也具有神经保护能力。如前所述，许多介质在眼部发挥正常的生理作用，但是其中研究最多的是NGF和VEGF。自体血清中含有许多因子，包括NGF和VEGF。大多数医生会离心患者的血液，然后用不同的液体稀释成不同的比例（人工泪液、平衡盐溶液、或者不添加任何辅料）。我们尝试了文献里各种不同的组合，对于治疗效果印象深刻。但是现在开始，我们用一种新的血液制品——血小板血浆（PRP）治疗。

　　研究显示，因为含有更高浓度的有益介质，脐带血清滴眼液比血清滴眼液效果更好，这可能是因为更高浓度的生物活性介质可以改善血清治疗的效果。PRP 富集活性因子，除去了血液中无效的成分，因此可能是最好的选择。在标准的血清制备流程里，红细胞被离心到瓶底，留下血清。在 PRP 中，我们提取血小板，含有血小板衍生因子（PDGF）、TGF-β、VEGF、Sema7A 以及 NGF，即脑源性神经生长因子（BDNF）。

　　我们使用 PRP 系统[13] 收集血液（图 10），加入柠檬酸盐进行抗凝，然后离心以分离 PRP。弃掉红细胞及乏血小板血浆，可以获得高浓度的 PRP。使用 PRP 系统，可以比传统的单纯血浆滴眼液的有效成分提高 14 倍。加上我们的载体制成滴眼液，每天 2~4 次。每个月使用 1 瓶，其他的 4 瓶可冷冻保存直到使用的时候取出。我们发现使用 PRP 治疗角膜外伤可以痊愈得更快。在神经外科、骨科、整形外科等其他领域，PRP 已经比自体血清更受欢迎。我相信在未来的眼科，这也会是一种更受欢迎的形式。

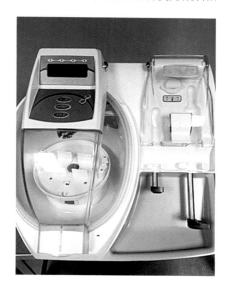

图 10　PRP（Toyos Clinic）

　　自古以来蜂蜜即用于治病，也可以用于治疗干眼。蜂蜜是由蜜蜂采集并成型的花蜜的糖溶液。Albietz 等研究显示，用特制的蜂蜜可以降低皮肤表面产脂肪酶细菌的数量[21]。他们使用的是一种名为 Manuka 的蜂蜜，来自薄子木灌木，其性质稳定，已广泛用于医学研究中。澳大利亚盛产薄子木植物，已生产一种蜂蜜制作的滴眼液——Optimel，我们用 Optimel 治疗干眼的研究结果显示出良好的前景，我发现纯蜂蜜的黏滞特性使其在眼表停留时间长于常规的润滑剂，并可短期缓解症状。我们下一步想观察应用 Optimel 作为清洁剂在皮肤、睑缘以及睫毛的长期效果。Optimel 含有保存剂，使得其 pH 较低，对于初次使用者会有刺激性。

这些药物性和非药物性的润滑剂的给药系统也随着时代的变迁而变化着，我们可以使用一种嵌入穹隆部的给药系统替代现在的滴眼液。Lacrisert 是一种每日一次的羟丙基纤维素的缓释系统，该系统用于其他药物性滴眼液，使患者不再为每日滴眼药而担心，还有的公司正在研究一种微型的放置在鼻泪管的植入物，释放药物到达眼部。

电刺激已用于许多疾病的治疗。大概没有人忘记电刺激治疗精神分裂症，或者使用电板去刺激停跳心脏的事吧。斯坦福大学的研究者们正研究一种可植入的微小电极技术刺激泪腺分泌，另一家公司在研究一种可植入鼻腔的电子设备，通过刺激鼻腔而增加泪液产生。我从未忽视这些想法，但是我相信光治疗比电刺激治疗更为先进。如果我们以 NASA 的研究作为参照，可以发现他们不再用电刺激来改善宇航员的生理功能，而是改为光治疗，这开拓了我们的思路并值得进一步追踪。

"最好的医生最擅于点燃希望。"

塞缪尔·泰勒·柯尔律治（1772—1834）

 第六章 疼痛

　　我经常问干眼患者,什么是他们最常见的症状,患者通常的答案是干涩感、眼红、瘙痒感、视力下降或其他,一些患者抱怨眼睛持续疼痛。我曾经作为一名医学生在矫形外科疼痛诊所轮转过,这些主诉疼痛的干眼患者让我想起了那些慢性背部疼痛的人,这些干眼患者表示即使用了滴眼液也不能缓解其持续的疼痛。我对这些患者使用 IPL、the Q、PRP 以及自体血清滴眼液治疗,有些患者病症得以改善,但是仍然感觉疼痛。我们已尝试了多种不同的治疗方法,并达到不同疗效。对于特别难治的患者,需要尝试几乎所有的治疗方法来确定是否有效。

　　一些 LASIK 术后的患者抱怨眼痛,这些患者术前没有诊断干眼,术后因角膜神经的愈合不良导致眼痛。其中许多患者术前是接触镜的佩戴者,而接触镜是一种治疗眼痛的办法,因此术前干眼易被忽视。我们发现接触镜可以通过压迫角膜神经、降低痛觉以及屏蔽角膜与眼睑的接触而掩盖干眼的症状。一旦长时间停戴接触镜,患者又能立刻感觉到干眼。术前,我们让患者停戴接触镜一段时间,如果诊断其为干眼,我们让患者停戴更长的时间。一旦患者停戴接触镜,其症状和体征就一致了。

　　波士顿视力基金会利用接触镜减少眼痛的知识定制个性化巩膜镜,帮助患者减轻疼痛感,他们设计了一种眼表生态系统的替代假体,即一种巩膜镜,它在角膜表面形成半球形状,由透气性硬塑料制成,在巩膜镜和角膜之间可形成一个空间并充满无菌的生理盐水,理论上,只要戴着巩膜镜,这些液体就能持续地填充在这个空间里。

我们对患者尝试使用角膜接触镜和巩膜镜进行治疗,有些患者如果干眼得以控制,其疼痛感也会消失。但即使是那些疼痛感消失的病人,疼痛感最终会复发,因为接触镜缓解疼痛的效果不能持久。一些病人抱怨巩膜镜不舒服,并且很难扣在眼睛表面。在定制相对昂贵的个性化巩膜镜之前,我们首先给患者试戴一个大直径的角膜接触镜,如果不能缓解眼痛,说明巩膜镜对缓解他们的疼痛也没有希望。但是当患者疼痛时,我们还是应该用各种方法减轻其症状。

我们还尝试了普瑞巴林,也就是 Lyrica,去控制少数患者的眼痛。Lyrica 是一种类似于 Nuerontin 或者 Gabapentin 的抗癫痫药,它是治疗糖尿病性神经疼痛或成人疱疹后神经痛的药物,这些药物可以在神经末梢结合 $\alpha2\text{-}\delta$ 蛋白,减少导致疼痛的神经递质的释放。少数患者试用的结果并不一致,其中一个患者眼痛仅仅轻度减轻,但是却引起了自杀念头,这正是该药的副作用之一。对该患者进行维生素缺乏的测试,发现他患有维生素 B_{12} 的缺乏。所以,特别要注意用这种药去改善干眼症状和体征的时候,有些患者会有情绪沮丧。

纳曲酮用于阻断阿片效果已经很多年了,我从没用镇痛类药物治疗眼痛,因为这些药物容易上瘾。由于这种药物治疗自身免疫疾病和疼痛有效,现在低剂量纳曲酮[30]已成为一种热门的选择,有研究显示在纤维肌痛患者,疼痛症状下降了30%。疼痛时,神经胶质细胞被激活产生炎症介质,低剂量纳曲酮可以阻断神经胶质活化产生的炎症反应。但是我们对少数干眼患者使用低剂量纳曲酮后,并没有缓解患者的眼痛症状。

"好消息是最好的药。"

迈克尔·E·德巴基(1908—2008)

第七章 手术

结膜松弛的手术治疗

对于身体的其他部位,我们都可以理解这样一个事实,即长期的炎症会引起身体破坏性的变化,导致解剖改变和功能异常。但是,当与患者谈到眼睛也会如此时,他们却很难接受这个现实。长期的干眼会影响眼表和眼睑,多年的慢性干眼患者通常有明显的结膜改变,如结膜呈浅灰色、血管扩张而发红,或结膜松弛。但是,患者抱怨最多的是眼红,而不是干眼所致的疼痛。某个公司的 CEO 说他能忍受眨眼时的刺痒感,但不能忍受在商务会议时因为眼睛红而有人问他是否昨晚没有睡好,还有些人会开玩笑说他是一个吸食大麻的瘾君子。这个 CEO 是一个一丝不苟的人,很讨厌这些言论。

目前,干眼的不良外观是一方面,另一方面就是结膜松弛导致的功能性问题。正常眨眼时,上下睑缘闭合而促使睑板腺分泌,当结膜出现皱褶后,在每次眨眼的时候,你能发现松弛的结膜堆积在上下睑缘之间,妨碍睑板腺分泌。我是这样向患者描述的:磨损的结膜就像是一个被水长时间泡过的地毯,最终结果是地毯变皱并与地板分离,你现在可以将地毯弄干,使它保持原样,但在大多数情况下,地毯再也不能与地板紧密贴合了。发炎的结膜变得松弛并与巩膜表面分离,我们称之为皱地毯综合征。所以,当患者试图眨眼时,睑板腺的分泌会因为结膜的阻隔而发生障碍。

有一些患者,如果能控制 MGD 和炎症,结膜可以恢复正常的形态和功能。通常情况下,我发现患有中度结膜松弛症多年的、50 岁以下的年轻患者经治疗后可以恢复。在我们的诊所里,我们观察到极严重的干眼患者,即使给予最大限度的治疗,结膜仍然是充血、色灰和松弛的。如果患者的病情得到充分改善,功能恢复正常,眼睛充血从最高的 4 级减轻到几乎看不出来的 2 级,有些患者会因此感到满意并拒绝进一步的治疗。

对于功能不能恢复的患者,可以行结膜松弛的手术。有几种治疗结膜松弛的手术方法,我们曾尝试过所有流行的手术,其中有一种术式是切除下方多余的结膜后做羊膜移植,该手术改善了结膜的松弛,但移植物可能会影响患者的美观,而且,移植物刺激眼睛也是该术式的一个常见的并发症,因而导致患者揉眼,影响切口愈合,引起眼睑的刺激症状;另一种术式就是切除下方多余的结膜后不缝合,该方法比羊膜移植效果好,但与采用缝合的方法相比,它需要较长的愈合时间。有的医生切除结膜后,采用烧灼切口缘的方法来关闭结膜,但这样闭合的切口会留下一些锯齿状边缘,在结膜伤口完全变平滑之前,患者会有一段时间感觉不适。研究发现,切除下方多余的结膜后,采用可吸收缝线缝合可以减少患者的刺激症状。

患者手术后恢复自然眨眼的功能有助于睑板腺分泌,从而改善 TBUT 和症状。有些患者对术后外观感到满意,但有些人对外观有更高的要求。当干眼患者受到过度日晒后,结膜不仅变得松弛,而且逐渐失去正常结构,变得粗糙不平。当它未侵犯角膜时,我们称之为睑裂斑;侵犯角膜时,称之为翼状胬肉。对于这两种病变,即使是轻微的刺激也会导致其发炎,因而影响美观。当睑裂斑合并结膜松弛时,我会切除睑裂斑和多余的结膜,以恢复眼部的功能和外观,睁眼时,被上下眼睑覆盖的结膜就不会受到日晒的影响,外观也得到改善。有时,我会利用某些部位的结膜作为植片移植在裸露的巩膜上。在翼状胬肉切除术中,我会去除角膜上的异常增生组织,以及异常和多余的结膜。

对于一些患者,医生需要关心他们结膜切除术后的炎症反应。有些医生使用抗代谢药物丝裂霉素 C(或称 MMC)来防止术后纤维化。MMC 最初用于癌症患者,防止癌细胞的生长,我们利用低剂量的 MMC 来防止瘢痕形成。在典型的结膜松弛手术中,我不用丝裂霉素 C,因为它和其他药物一样,也有副作用,MMC 可以破坏正常的组织,导致巩膜变薄,有时需要行移植手术来预防组织穿孔。在睑裂斑和翼状胬肉切除术中,我会使用低浓度的 MMC,并用平衡盐溶液冲洗。我发现,MMC 可以防止炎症和复发。

多年以前,针对要求将红眼变白的患者,韩国的医生开展了一种"亮眼"手术,即将红眼患者的结膜切除。手术过程中,医生不仅去除结膜,还应用 MMC 以达到使眼睛看起来更白亮的效果。当该术式传到美国的时候,我恰好在附近的一个诊所工作,亲眼看到了这个手术的不良反应。从逻辑上讲,去除的结膜含有杯状细胞,而杯状细胞可以产生泪膜的黏蛋白。我曾有机会接诊过术后出现泪膜异常和明显干眼的患者,由于缺乏正常泪膜以及 MMC 的应用,容易发生巩膜变薄,甚至一些患者需要采取移植术来修复巩膜。为使眼睛外观更好看,有些医生一直在做这种手术。但我不推荐该手术,因为容易出现严重的并发症。

通过改良,"亮眼"手术将成为一个更可行的疗法。睑裂斑患者的异常结膜中杯状细胞不复存在,可以把它切除。切除睑裂斑后,将正常的结膜覆盖于裸露的巩膜上,使结膜保持完整。用第四代类固醇滴眼剂控制术后炎症的效果很好。现在,即使使用较强的类固醇药物,一些患者仍需要 MMC。我通常在复发睑裂斑手术中使用 MMC。经改良后的"亮眼"手术已经能让眼睛外观变白,而且不牺牲患者的安全。必须承认,改良手术没有并发症。手术安全性提高了,但眼睛失去了一定程度的白色的外观,这是医生和患者都必须权衡的事情。

我妻子 Melissa Toyos 博士是一位眼科整形医生,她经常谈到的一个观点是上睑下垂影响干眼。随着年龄的增长,皮肤中成纤维细胞产生的胶原蛋白越来越少,胶原蛋白是皮肤的组织结构成分,有助于皮肤保持年轻的外观。在眨眼时,皮肤需要有足够的硬度来挤压睑板,让睑板腺分泌睑酯。成纤维细胞在 28 岁以后停止产生胶原蛋白,但有许多技术和护肤品可以刺激成纤维细胞产生胶原蛋白。医疗级系列护肤品含有抗氧化剂和其他物质,被皮肤吸收后可以刺激成纤维细胞,如维生素 C、α- 羟基、维 A 酸等等,强脉冲光和某些 LED 技术也能够刺激胶原蛋白的形成。许多医生应用铒和二氧化碳激光做面部美容。Melissa Toyos 医生用一种特殊的分级 CO_2 激光开创了 Mixto 激光提升法(图 11),该提升法能够收紧眼睑皮肤,改善异常的眨眼。治疗后的眼睑皮肤可以更好地收缩,有助于睑板腺分泌。单独应用 Mixto 激光提升法可以增加 TBUT,改善干眼的症状。

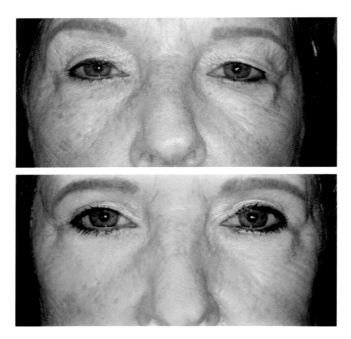

图 11　Mixto 激光提升手术前后(Toyos Clinic)

　　有些医生提倡让患者做眨眼练习以改善睑板腺的分泌,但是,如果在组织解剖方面存在问题,如结膜松弛或皮肤松弛,即使患者再努力眨眼也不能解决干眼问题。不应该在眨眼这件事上花费太多精力,我们应该解决眨眼时的睑酯分泌问题。

干眼的患者能做 LASIK 吗?

　　我的第一个"LASIK"病例是 1996 年的 PRK 手术(准分子激光屈光

性角膜切削术）。PRK 手术包括刮除角膜表面的上皮，用激光切削角膜的中央部分。上皮细胞是由可再生的细胞组成，约每周更新一次，旧的上皮细胞脱落，由新产生的上皮细胞替换。所以，当角膜擦伤后会在几天内被新的细胞修复。角膜就像一本书，具有类似于一张张纸一样的层状胶原组织结构。PRK 手术就是去除书的封面，暴露页面，然后再进行激光矫正。PRK 的缺点是刮除上皮后的组织愈合所致的瘢痕和混浊，以及光晕和眩光导致的视

力不佳。随着技术进步，当能用刀片制作一个角膜瓣时，PRK 就发展到了 LASIK 阶段（图 12），角膜瓣由上皮细胞和不能再生的胶原组织组成，实际上这种方法就是翻开了书的封面后进行激光治疗，然后再将书的封面盖回去，这样避免了刮除上皮和产生角膜雾状混浊（Haze）。激光制瓣技术不用刀片而是利用激光制作角膜瓣。目前这种最新的激光制瓣技术称为绿色技术，Wavelight FS200 激光可以制作均匀一致的、以瞳孔为中央的、可重复的角膜瓣。但因为干眼的普遍存在，PRK 并没有被废弃。

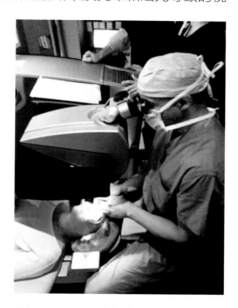

图 12 LASIK 手术过程（Toyos Clinic）

有些患者不适合做 LASIK 手术，因为他们的书没有足够多的页面（角膜偏薄，不能满足做瓣和激光切削）、角膜瘢痕或干眼。已经观察到有一些干眼患者，角膜瓣的制作导致干眼症状加重。理论上，干眼患者的角膜神经结构在术后不能愈合。角膜神经负责疼痛感觉和正常的泪液反射。对于干眼患者，应避免制瓣。这些患者做 PRK 手术后有发生角膜混浊的高风险。PRK 的上述问题在十多年前已经解决，解决的方法称为 Epilift 技术，即 Epilasik。Epilasik 的优点之一是掀开上皮并无刮伤，另一个优点是能做均匀一致、边缘光滑的上皮瓣。PRK 时上皮刮不均匀，且边缘不光滑。我

们已经成功地做了 13 年 Epilasik,并做了 Epilasik 与 LASIK 的比较,患者一眼行 Epilasik,另一眼行 LASIK,3 个月后,两种术式治疗后患者的视力或光晕和眩光的差异无统计学意义。Epilasik 最大的优点是不会出现 PRK 术后的角膜混浊,缺点是愈合慢,LASIK 手术后第二天痊愈,但 Epilasik 需要 4 天上皮才能完全愈合。

对于渴望做 LASIK 的干眼患者,可采用不破坏角膜神经的 Epilasik 手术,Epilasik 解决了干眼患者术后干涩症状加重的问题。应提醒所有的患者,LASIK 或 Epilasik 术后早期觉得眼干涩,是因为结膜杯状细胞产生黏蛋白减少了,泪液中蛋白质的减少会导致泪膜异常和不适症状。杯状细胞通常需要几周的时间恢复正常功能。所有 LASIK 和 Epilasik 术后患者都应该点人工泪液,直到恢复正常泪膜。干眼患者可以行 Epilasik,在 LASIK 手术之前,患者想摆脱眼镜或角膜接触镜还有另外一个选择,就是放射状角膜切开即 RK 手术。

RK 和干眼

在做住院医师期间,我看到过几例 RK 手术(图 13),主要用于纠正近视和散光。该方法利用刀片切开角膜上皮和基质,切得越深,效果越好,放射状切口越多,效果越好,而且弧形切开角膜可以矫正散光。正常状态下的

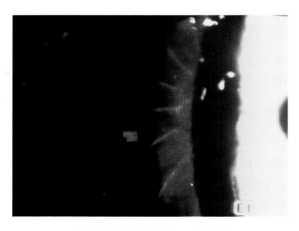

图 13　RK 瘢痕(Toyos 诊所)

角膜像一个球形,被切开后中央变平。眼睛的圆形形状使得泪液能够均匀地分布在眼睛表面。可以想象,泪液在眼表的运动如同将一滴水滴到手球的表面,泪液会从中心向周边流动。RK 术后,角膜中央变平,泪液停留在中央平台上不能流动,不能均匀

分布于眼球表面,即在 RK 后,角膜中央泪液蓄积,眨眼后泪液不能分布到整个角膜,引起干斑。当泪液不均匀分布时,我们看到各个部位的泪液蓄积。如果同时有角膜弧形切口,则泪液的分布将更加不规则。

如果角膜变平引起泪液不均匀分布,唯一的解决办法是 Epilasik。我曾经发现 Epilasik 改善了角膜的形状,但不损伤角膜神经。弧形切口矫正散光的部分患者,由于该手术影响神经,使干眼问题更严重。一些患者在不同的方向有几个切口,即使行 Epilasik 手术后,仍有眼痛。对于这些患者,你能帮助他们的唯一方法是点 Oculocin、PRP 或 Optimel 等人工泪液。

新方法也需谨慎

我们曾经在做白内障手术时用刀做角膜的弧形切口以矫正散光,但未达到预期的效果。近年来激光已用于白内障手术(图 14),对于大多数医生来说,主要是用激光做弧形切开治疗散光。激光弧形切开更精确,效果更好。然而,需要提醒一句:对于那些干眼患者,如果激光的切口过长,会加剧干眼的症状,这类似于干眼患者行 LASIK 手术。在白内障和 LASIK 手术前,一定要改善干眼患者的眼表,并选择适当的手术方式,以避免加重干眼。

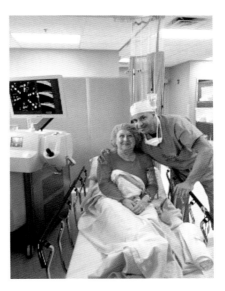

图 14　激光白内障手术患者（Toyos 诊所）

"什么精神如此空虚,如此盲目? 那就是没有发现:脚比鞋子更重要,皮肤比衣饰更加美丽。"

米开朗·基罗(1475—1564)

第八章　皮肤

　　患者经常会听我这样解释:干眼是由于眼周皮肤及腺体影响到眼睛所致。我已经介绍了所有促进睑板腺分泌的治疗方法,但仅仅在介绍 IPL 及 Q 上提及了皮肤的相关治疗。16 年前,我将眼部皮肤美容与眼科治疗相结合,当时,眼科医生做医学美容并不常见,现在,几乎所有眼科医生都认识到医学美容和手术融合在眼科临床的优势。我和妻子认为两个专业是天作之合,并将这一理念通过诸多讲座和研讨会传达给其他眼科医生。眼睑皮肤是全身最薄的皮肤,没有人比眼科医生更了解眼睑。由于眼睑皮肤如此与众不同,许多整形科医生及皮肤科医生不愿在眼睑上手术。特别是,在眼睑上手术可能会影响眼部功能。如果去除过多眼睑皮肤,患者将无法闭眼,或者不能正常眨眼,从而使睑酯排出障碍。其他专业的从业者也意识到眼科医生关于眼睑皮肤的知识的重要性,至此,我们深刻理解了这些相关知识的重要性。从业多年我认识到,眼科医生忽视皮肤治疗相当于剥夺了眼科患者尤其是干眼患者获得最佳治疗的可能。

　　皮肤(图 15)是可再生器官,每月更新一次。皮肤最表面的结构又称表皮,由死亡的皮肤细胞构成,最终自行脱落,或通过美容手段如微晶焕肤等剥脱。经过周期性的微晶焕肤或 IPL 治疗,患者非常喜欢治疗后的皮肤状态。

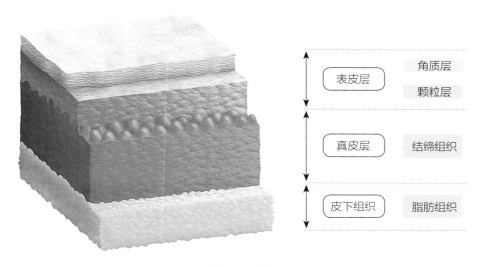

角质层
表皮层
颗粒层

真皮层　　结缔组织

皮下组织　　脂肪组织

图 15　皮肤

皮肤的中间一层为真皮层,主要包括:腺体、毛囊、血管、色素细胞(黑色素细胞)、神经纤维和成纤维细胞。成纤维细胞产生胶原和弹性蛋白,胶原蛋白是组成皮肤的主要成分,弹性蛋白赋予皮肤弹性,使皮肤在产生面部表情后也不会留有皱纹。随着年龄的增长,成纤维细胞逐渐失去产生胶原和弹性蛋白的能力。此外,基因、日常护理、环境等因素同样会影响皮肤的真皮层。皮肤的最底层为皮下组织(又称皮下脂肪),随着年龄增长,皮下脂肪层变薄,导致皮肤松弛。

检查时我总是先肉眼观察患者面部的皮肤状态,借此发现一些可能导致患者干眼的原因。众所周知,一些皮肤疾病如酒渣鼻、痤疮等会破坏睑板腺,从而造成泪膜脂质层变薄。另外,吸烟、日晒等损伤皮肤的行为也损害泪腺。硬皮病、银屑病、皮肌炎、大疱性表皮松解症、狼疮、干燥综合征等累及皮肤的自身免疫性疾病以及治疗它们的药物均可造成干眼。干燥综合征会造成泪腺分泌泪液减少,其他自身免疫性疾病,尽管不像干燥综合征一样为大家所关注,但是也可以造成干眼,比如风湿性关节炎最常见的眼部表现就是干眼。

充分采集病史和检查皮肤后,我开始用裂隙灯观察患者的睑缘。最常见的干眼体征就是酒渣鼻相关的睑缘毛细血管扩张,但患者常否认自己患有酒渣鼻，因为皮肤科医生告知患者没有酒渣鼻，或者患者常想当然地以为酒渣鼻指的是面色潮红、鼻头肿胀和皮肤变薄。由于患者本身没有这些症状，且酒渣鼻的病情可轻可重，因而易忽略。酒渣鼻的早期表现常为身体皮肤薄弱处的毛细血管扩张，这些患者整个面部都存在毛细血管扩张，由于其他部位皮肤表皮层较厚，掩盖了这种表现，因此只有睑缘处可以观察到。随着患者年龄增长，胶原分泌减少，再加上炎症破坏，患者表皮层变薄，面部毛细血管扩张开始显现。这就是为什么很多患者年轻时没有酒渣鼻，但突然之间出现了酒渣鼻。我常常提醒这类患者，随着年龄的增长，如果不加干预，他们的皮肤症状和干眼症状会非常严重。我们将患者睑缘血管扩张的图片展示在电视屏幕上向患者说明他们患有酒渣鼻，患者认识到自己的病情后，会主动减少暴晒，避免酸性护肤品的使用，避免饮酒，减少炎症性食物的摄入，如牛肉、牛奶、淀粉和咖啡因等。同时，患者还需要寻找自己的敏感食物。皮肤和毛细血管扩张释放炎症介质，破坏皮肤和睑板腺，减慢炎症进展有助于皮肤和睑板腺功能的恢复。

　　我建议酒渣鼻患者像干眼患者一样，选择干眼饮食。这类患者应该避免热敷及睑缘擦洗，以防激惹扩张的毛细血管，加重炎症。绝大多数商品化的护肤品是为正常皮肤设计的，因而会加重皮肤炎症。偏碱性护肤品对酒渣鼻患者皮肤刺激性较小。观察发现凯娜诗（Kinerase）和 iScience（iScience 为 Toyos 诊所研发品牌）的护肤品更适合酒渣鼻患者，我推荐患者使用可以刺激成纤维细胞分泌胶原和弹性蛋白的护肤品。对于酒渣鼻患者来说，胶原增生可以使表皮增厚，从而降低皮肤对于炎症介质的易感性。临床研究表明，可以刺激成纤维细胞的成分包括：果酸，抗氧化剂如维生素C 及维 A 酸类。有些酒渣鼻患者反映维 A 酸类护肤品的皮肤刺激性较大，因此在选购此类护肤品前要先试用。IPL 可以封闭扩张的毛细血管，同时能激活成纤维细胞，故而是治疗酒渣鼻的方法之一。

　　痤疮与酒渣鼻临床表现相似，有时两种病同时存在，称痤疮酒渣鼻。如前所述痤疮为皮肤表层角质逐渐脱落阻塞毛孔。痤疮患者，皮肤的皮脂分泌过多，将死亡的角质细胞粘在一起，阻塞毛孔。正常皮肤常驻革兰阳性菌痤疮丙酸杆菌,其在阻塞的毛孔中增殖,导致毛孔红肿发炎形成脓疱。过氧化苯甲酰、水杨酸及蓝光 LED 可以治疗痤疮。痤疮和睑板腺功能障碍常相伴存在。异维 A 酸是维 A 酸类的一种,过去常用来治疗严重的痤疮。临床中我们经常遇到很多干眼的病人曾有异维 A 酸用药史,同时伴有腺体功能障碍。孕期服用异维 A 酸可导致胎儿畸形和其他副作用。现在,异维 A 酸已停止使用,但同类药品还被广泛应用于临床。我们通过睑板腺成像研究发现,异维 A 酸影响睑板腺功能,造成瘢痕性损伤,通过 IPL 治疗后,这些失活的睑板腺可以恢复功能。

Steven-Johnson 综合征是一种罕见的影响皮肤和黏膜的药物反应,临床中我们发现这类患者睑板腺功能较差,但通过 IPL 治疗,可以改善睑板腺的功能。报道称器官移植后患有移植物抗宿主病(GVHD)的患者睑板腺功能不佳,供体的免疫细胞会攻击受体的器官,我们正在研究使用 IPL 和其他方法治疗这类睑板腺功能障碍。

治疗自身免疫性疾病的药物对于干眼是一把双刃剑。一些用于治疗风湿性关节炎的生物制剂正被用于试验性治疗干眼;一些患者口服激素治疗自身免疫性疾病。眼局部使用激素可以改善干眼症状和体征,但口服激素反而会加重干眼症状。局部非甾体抗炎药和口服非甾体抗炎药治疗干眼的作用与激素类似。表 1、表 2 已列出加重干眼的全身和局部药物。

表 1 全身用药

全身用药		
抗胆碱能药	抗抑郁药	选择性 5- 羟色胺再摄取抑制剂,三环类抗抑郁药,5- 羟色胺与去甲肾上腺素再摄取抑制剂,等
	抗精神病药 / 精神抑制药	一代及二代
	帕金森用药	口服及鼻腔吸入
	组胺 H_1 受体拮抗剂血管收缩剂	
	治疗膀胱易激类疾病药物	
	组胺 H_2 受体拮抗剂胃肠道用药	

续表

全身用药		
非抗胆碱能类药	异维 A 酸类	异维 A 酸
	化疗药物	
	降压药	β 受体阻滞剂,噻嗪类利尿剂,血管紧张素转化酶 血管紧张素 II 受体拮抗剂
	抗心律失常药物	
	抗甲状腺药	
	阿片类镇痛药	吗啡

表 2　局部用药

局部用药	
青光眼相关药品	β 受体阻滞剂 肾上腺素激动剂 碳酸酐酶抑制剂 胆碱能类 前列腺素类
抗组胺药	
抗病毒药	
减轻充血的眼药	
缩瞳药	
散瞳药及睫状肌麻痹剂	
局麻药	
NSAIDs	

由于紫外线可以破坏皮肤的弹性纤维,阳光照射最易导致皮肤老化,没有了弹性纤维,皮肤失去弹性而松弛。紫外线可损伤皮肤,诱发皮肤癌。睑酯在瞬目的作用下从腺体中排出,当眼睑皮肤松垂时,瞬目的力量减轻,造成睑酯不完全排出。一些专家训练患者正确瞬目,从而加强瞬目时的力量,增加睑酯的排出。我们可以通过医学方法刺激皮肤产生更多的胶原蛋白,但

是光损伤是很难通过药物恢复的。我们使用二氧化碳激光进行面部(包括眼睑)紧致焕肤,可以同时改善眼睑皮肤松垂,恢复正常瞬目。我们的临床研究显示,Mixto 激光可以改善 TBUT 并紧致眼睑皮肤(由 Melissa Toyos 医生发起)。我们现在正在尝试在激光焕肤后加用高浓度血小板血浆帮助皮肤修复,以期获得更好的效果。

随着年龄增长,我们无法阻止皮肤松弛。当激光治疗不足以紧致眼睑皮肤时,可采用眼部整容术切除多余的松弛的眼睑皮肤,可以选择手术刀或者激光刀进行手术。眼部整容手术要求非常精准,如果去除的眼睑皮肤过多,病人眼睑闭合欠佳则会造成暴露性干眼等相关问题。一些医生为了达到更好的美容效果,牺牲了一些眼睑功能,但是我们观察多年发现,这种方式会造成乏力性干眼。当我进行眼睑整容手术时,往往会选择"宁少勿多",如果术后患者想获得更好的美容效果,可采用激光紧致皮肤,以防手术过量造成暴露。

下睑皮肤松弛,下睑缩肌移位造成睑外翻,严重的眼睑外翻易于发现,但大多数病人外翻程度较轻,然而即使是轻度的下睑外翻也可以造成不完全瞬目。这类患者存在睑板腺功能障碍,泪膜脂质层变薄,严重者会发生睑缘炎及暴露性角膜炎(角膜干燥,形成瘢痕)。手术可以改善眼睑外观,更重要的是可以恢复下睑功能,减少干眼的症状和体征。

吸烟增加体内自由基,破坏细胞自身的修复过程,从而使皮肤老化。即使没有吸烟的习惯,自由基的产生仍然是不可避免的。我们可以通过调整饮食结构及服用保健品来减少体内自由基的含量。不过吸烟可以破坏你所有健康生活的成果,吸烟还会收缩面部血管,减少供氧量,阻碍弹性蛋白和胶原的产生。研究显示,吸烟患者发生干眼的可能是非吸烟患者的 2 倍。吸烟本身刺激眼部,并可以减少泪膜脂质层厚度。研究显示有部分吸烟患者通过和医生严肃的探讨可以成功戒烟。在采用本书介绍的众多方法前,首当其冲的第一步就是戒烟。

护理皮肤的基本方法非常简单,但将这些方法应用于繁忙的日常生活仍存在较大困难。如果我们想花时间保养面部皮肤,应该选用医学护肤品,避免使用开架护肤品。第一步,清洁皮肤,偶尔去角质。皮肤每天都会接触环境中的各种刺激,诱发炎症,从而加速老化的过程。面部清洁是日常护肤的基础,优质的洁面膏应当能够充分清洁皮肤,清洁痤疮,让皮肤焕然一新。好的洁面产品可以提升皮肤的含水量,促进其他护肤品的吸收。酒渣鼻患者则需要选择碱性无刺激的洁面产品。

iScience 公司的 AlphaBeta 洁面,含有天然的 α、β 果酸和水杨酸,具有轻度剥脱衰老角质和油脂的作用,这些成分可以溶解老化死亡的皮肤细胞间的连接,然后用清水冲洗,衰老的角质去除后,面部皮肤显得更加光滑柔软有弹性,同时没有了衰老角质的阻碍,皮肤更加湿润。

那么应该多久做一次清洁呢? 对于干性皮肤来说,我推荐每天使用温和洁面膏清洁一次皮肤;对于中性及油性皮肤来讲,需要早晚各进行一次面部清洁。水温不宜过冷或过热,应和体温保持一致,以免刺激或加重酒渣鼻。

面部可以进行周期性去角质,如采用微晶焕肤、IPL、CO_2 或铒激光,这些在我们的门诊都可以进行。上述治疗后皮肤需要足够的时间恢复,因此我们并不频繁使用这些治疗方法。治疗后成纤维细胞需要足够的时间产生胶原和弹性纤维以达到最好的治疗效果。我们观察到铒激光治疗数月后皮肤状况可得到持续改善。

皮肤清洁干净后,需要使用保湿霜锁住水分和营养。30 岁后,皮肤内的透明质酸和其他氨基酸的产生速率降低,这些成分不仅可以维持皮肤的形态,同时可以像海绵一样吸收水分,具有保湿的功效。没有这些分子的支撑,皮肤会更加纤薄,失去饱满的形态,更易干燥。损失的透明质酸可以局部补充(但仅涂于皮肤表面不易被吸收),皮下注入透明质酸,如乔雅登(Juvederm),来替代丢失的透明质酸更简便易行。

衰老的皮肤流失的不仅仅是水分,还有脂质和脂肪。据统计,与二十几岁时的皮肤相比,成年人的皮肤中脂质丢失 65%,不仅仅皮肤或脂肪的体积减小,皮肤的性质和肤质也会发生改变。

激素的波动和雌激素的降低会明显加速皮肤的老化,变薄的皮肤在面部、颈部、胸部、手部及前臂最容易被发现。皮肤的厚度平均每 10 年降低

6.4%，而且用不了几十年我们就能发现这一改变。

我们推荐使用 MIXTOHydrate，它是第一个将六胜肽 -37 等其他肽类和透明质酸结合的保湿霜。与其他同类产品相比，这种结合使透明质酸浸透至皮肤更深层，从而由内而外让皮肤保持水润。MIXTOHydrate 可以在 8 小时内使肌肤的含水量提高 1 倍以上，研究显示使用该产品 8 小时后皮肤含水量可提高 131%；坚持每日使用，8 周后可以使皮肤含水量提升至使用前的 3 倍。MIXTOHydrate 还富含乳木果油、角鲨烯（自然皮肤细胞中含有的天然脂质）及神经酰胺来帮助皮肤保湿。

还有一种富含透明质酸的保湿产品为 HydraPeptide 凝胶（iScience 公司）。该产品为富含维生素 B_3、B_5 和肽类的高浓度的透明质酸凝胶，产品设计特殊，不仅仅帮助皮肤保湿，还可以改善皮肤细纹和干性肤质。HydraPeptide 凝胶含有两种特殊肽类，可以刺激成纤维细胞产生胶原和弹性纤维，由内到外减少皮肤细纹和皱褶。该产品还含有两种复合物，可以抑制皮肤中由生活压力、污染、紫外线诱发的破坏皮肤胶原和弹性纤维的酶类。此外该产品含有强大的抗氧化剂——茶多酚。

iScience 公司还有一种成分不同的保湿霜，可有效预防光损伤和老化，称为 MixtoSilc。该产品由皮肤中存在的天然保湿成分如神经酰胺、脂肪酸、胆固醇等复合而成，因而可以补充皮肤随岁月、干燥、寒冷而流失的必需脂类。MixtoSilc富含橄榄中提纯的角鲨烯，从而可以有效补充水分，平衡干燥、炎症、老化带来的皮肤问题，且不含香料和防腐剂，对于敏感肌肤更加安全。

使用保湿霜后，需要对皮肤进行防晒。我推荐使用含有两类物理防晒成分的防晒霜来对抗 UVA 和 UVB 带来的皮肤老化和损伤。iScience 公司的产品具有这种综合作用，并且含有透明黑色素（和皮肤中对抗光损伤的黑色素类似）。在这种防晒产品的帮助下，紫外线在皮肤表面即被吸收，不会穿透皮肤造成损伤。这是市面上唯一一种含有所有这些保护成分的产品，并不含其他防晒产品中的损伤皮肤、破坏激素平衡的化学成分。

选择合适的日常饮食也可以达到防晒效果并维持皮肤健康，我们推荐您选择干眼饮食。一项发表在《欧洲癌症预防杂志》上的文章显示：相对于不喝咖啡的女性,每日饮用咖啡的女性发生非黑色素瘤类皮肤癌的患病率降低 11%。当饮用咖啡时,你可以选择滤过纯净水,配以适量奇异果和南瓜子。奇异果可以提供每日所需 120% 的维生素 C,维生素 C 可以刺激成纤维细胞产生胶原,南瓜子富含皮肤及眼睛所需的微量元素锌。由于土壤中锌含量低,很多人缺少锌这种微量元素。此外,南瓜子含有大量植物雌激素,有助于稳定绝经后妇女体内的激素水平。研究显示补充植物雌激素可以帮助女性改善干眼的症状和体征[25]。

发表于《角膜》[26] 杂志的一篇文章显示,正常人群和干眼患者血中的维生素 B_{12} 含量并无统计学差异,而维生素 B_{12} 对于维持正常细胞的功能非常重要,缺乏维生素 B_{12} 的患者最初常出现皮肤颜色加深或变浅的斑点。人体自身不能产生维生素 B_{12},需要从食物中获得,植物中无维生素 B_{12},因此素食主义者常常缺乏。鲭鱼是最好的补充维生素 B_{12} 的食物之一,含有 16 微克,是身体每日所需量的 270%。除了鲭鱼之外,鲑鱼和沙丁鱼也是很好的选择。

"勇气，不在于躯体的能力，而源于不屈不挠的意志。"

甘地(1869—1948)

 第九章　老化

　　我已经意识到保持形体来满足内心意愿的重要性。潜意识里我知道，我仍然可以完成年轻人的运动项目，但是当我即将步入 50 岁时，我明白没有充分热身和良好的条件，我已无法毫不费力地完成灌篮。我们能够接受身体其他部分的老化和功能减退，却不能承受眼睛功能的退化，我们希望负责分泌泪膜的腺体终生正常工作。众所周知，随着年龄的增长皮肤产生的胶原减少。在临床工作中，我发现随着年龄增长，睑板腺和泪腺形成的泪膜发生了变化。很多病人告诉我，过去他们并不总是发生干眼，但是随着年龄的增长，干眼症状逐渐加重。导致干眼发生的因素包括长期炎症、皮肤改变、不良饮食习惯及周围环境，女性激素水平的改变也会引起干眼，但可以通过口服或者局部应用性激素得到改善。

　　现在人们花费大量经费来研究老化进程以及如何减少其危害。在干眼这种疾病中，我们已经在细胞与基因层面观察到产生泪膜的腺体的老化过程，研究表明在细胞水平可以采取多种方法来激活已经减缓的细胞新陈代谢。我们知道，强脉冲光(IPL)和发光二极管能刺激细胞的线粒体使其更加有效地工作，我们开创的光照疗法可以使睑板腺和泪腺更好地分泌，与未治疗的同龄患者比较，多年接受 IPL 治疗的患者的腺体和睑缘得到明显改善。我们了解到某些膳食补充剂，如抗氧化剂能够刺激细胞的功能，抗氧化剂和类维生素 A 能刺激纤维细胞产生弹性蛋白和胶原。我相信,如果你采纳本书中给出的建议,你的细胞功能将得到改善。

随着年龄增长,我们的基因发生了什么改变呢? 在人的生命中,染色体始终参与细胞分裂。端粒是细胞染色体末端的一小段 DNA 片段,它不负责细胞编码,但可以保持染色体的完整性和控制细胞分裂周期。细胞每分裂一次,端粒就缩短一点,当细胞端粒缩短到一定程度,它们不再保护 DNA,最终,引起细胞功能失调和死亡,总之,端粒的长短可以预测细胞寿命。一项突破性的研究正在尝试加长端粒,Bioviva 公司已经将基因治疗用于人体,希望可以增加端粒长度。但在这一点上,我并不是基因治疗的提倡者,那么目前我们能够为此做些什么呢? 位于加利福尼亚旧金山的一所大学进行的研究表明,在冠心病病人血液中,来源于鱼类的 ω-3 脂肪酸的含量越高,其端粒就越长,因此,可以增加三文鱼的摄入来补充 ω-3 脂肪酸。一项发表于《内科学文献》的双胞胎研究证明,两名双胞胎中经常锻炼者比久坐者有更长的端粒。步行不仅可以满足运动要求,还可以降低压力,所以我建议病人多步行,因长寿而闻名的日本冲绳县人不是通过爬楼梯或者举哑铃锻炼,而是步行到各个地方。中药黄芪含有黄芪皂苷和环黄芪醇,这些物质可以激活端粒酶,而端粒酶可以使端粒再生,并以 TAT2 和 TA-65 两种形式存在。晒太阳或者膳食补充维生素 D 也可以减缓端粒缩短的速度,但这一方法可能是最受争议的。

许多研究表明,适度饮酒可以长寿。已经证明酒精可以降低动脉粥样硬化的风险和冠心病的发病。大多数健康专家建议饮酒的最佳选择是一周少量饮用几次红酒,因为红酒含有白藜芦醇。马贝克葡萄酒中白藜芦醇含量最高,因为用来酿酒的葡萄皮是最厚的。有研究表明白藜芦醇可以增加酵母的寿命达 60%[24]。哈佛医学院证明服用白藜芦醇的小鼠生存时间长于对照组。当然,你可以先通过吃红葡萄获得白藜芦醇,之后慢慢养成喝红酒的习惯。

紫檀芪是一种生物利用度比较高的白藜芦醇类似物,研究表明,在小鼠中,紫檀芪在改善脑功能、阻止癌症和心脏疾病方面更有效;另外,发现血液中紫檀芪的含量是白藜芦醇的 4 倍多。在研究衰老科学的麻省理工学院 Glenn 实验室，伦纳德·加伦特（Leonard Guarente）博士合成了一种紫檀芪与烟酰胺核苷的结合物，而烟酰胺核苷是烟酰胺腺嘌呤二核苷酸（NAD）的前体，动物模型中已经证明 NAD 可以辅助细胞线粒体产生能量。随着年龄增长，线粒体功能下降，NAD 水平降低。哈佛的大卫·辛克莱（DavidSinclair）实验室报道，老龄小鼠注射含 NAD 的辅助药剂后，肌肉的线粒体有所恢复。NAD 和白藜芦醇可以改善长寿蛋白酶的功能，帮助小鼠抵抗高脂肪饮食带来的副作用。NAD 越多，合成的线粒体也会越多，且线粒体的功能也会越好。虽然更多的关于这些补充物的研究都还在进行中，但结果是令人期待的。

我的干眼患者，无论男女，都在使用抗衰老的人类生长激素和睾酮替代物，我观察到他们身体外观（包括皮肤）发生的变化，但并没有发现对干眼的效果。我们尚处于探索如何将人类生长激素融入到抗衰老的整体治疗，及其是否对干眼有效的初级阶段。我认为现阶段我们拥有太多的抗衰老方法，以至于盲目地选择激素替代法，其中，睾酮膏（睾丸激素膏）治疗干眼的研究已历时很长一段时间。康纳（Connor）博士提出用睾酮膏治疗干眼，并对此进行研究，因为他先前在孟菲斯南方视光学院工作，所以我早早就了解到这些研究。苏利文（Sullivan）博士及其他人的早期研究表明，雄激素在睑板腺和泪腺功能中发挥一定的作用，然后，康纳博士尝试在皮肤用各种浓度的睾酮膏治疗干眼，却没有显著疗效。在我的孟菲斯诊所，我的许多病人参与了这项研究，然而效果并不明显，许多女性病人抱怨身体上非毛发部位出现了多余的毛发生长。有趣的是初期的研究表明激素与腺体功能相关，但将该研究推广到治疗却始终没有实现，即使这样，相关的研究仍然层出不穷。如果在 2020 年此类治疗再次出现，却没有任何研究结果支持它的话，我将非常失望，但并不意外。

"我们把屏幕上的按钮做得如此漂亮，让人忍不住想舔一舔。"

史蒂夫·乔布斯（1955—2011）

第十章　环境

放下你的手机休息一下

我们正处于掌上电子产品、电脑、荧屏娱乐和视觉聚焦工作的时代，因而每个人都存在患上干眼的危险。我经常告诉我的病人，任何需要全神贯注目不转睛的工作，都会使你们的眨眼频率减少。在一项研究中，我们检测30岁以下未患干眼的正常人的泪膜破裂时间（TBUT），发现这些人中有些人的 TBUT 可以达到 30 秒，眨眼频率大约是每 10 秒一次。

无论是看书还是看平板电脑，人们在完成此类视觉任务时，其眨眼频率都会减少。如前所述，正常年轻人的泪膜可以维持 30 秒，所以延长眨眼间隔时间将不会有问题。但是，睑板腺功能障碍（MGD）的患者泪膜在眼表停留时间较短，随着病人数量逐年增加，出现了一系列相关问题，当他们在完成视觉工作后会感觉眼睛干涩，这是他们过度用眼所致。一个 TBUT 处于正常边缘（10 秒）的病人，如果需要长时间不眨眼来完成工作，就会出现干眼症状。经常会有一些来诊所的病人描述，他们换新工作以前绝对没有干眼，当询问这些病人后，我们发现他们的新工作往往需要整天盯着电脑，或者需要在制造厂全神贯注，而以前的工作不需要长时间注视。我有一个干眼患者是职业棒球运动员，其泪膜破裂时间（TBUT）少于 5 秒，需要通过频繁眨眼来弥补短的 TBUT,频繁眨眼导致他判断失误、击中率降低,这使得他非常痛苦,于是我们通过治疗 MGD 提高了他的击中率。

我们进行了一项研究,观察人工泪液的使用是否可以改善棒球运动员的视觉感受。研究发现,即使没有干眼(DED),但工作时需要聚精会神且眨眼间隔需较长时间的病人,工作前使用人工泪液润滑眼睛也会改善他们的视觉效果。

如果你患有 MGD 和 DED,必须意识到主动增加眨眼频率并不容易,为此你不得不做出一些改变。我的许多手术需要在显微镜下完成,当用眼工作的时候,难以频繁眨眼,因此,在开始一天手术之前,我会使用人工泪液,这样,当手术结束时我的眼睛才不会觉得不舒服,当然,我也强迫自己在手术之间休息一下眼睛。对我而言,最简单的做法就是一天几次闭上眼睛休息一会儿。在日本,上班族一天内可以定期闭上眼睛休息一下。

如前所述,眨眼的重要性之一在于帮助睑板腺释放睑酯。有些患者因为不完全眨眼而饱受痛苦,因为不能完全闭眼意味着不能通过上下眼睑闭合来挤压睑板腺。目前,我发现在不当的眼睑手术之后会出现这样的情况,因为术中去除皮肤过多,导致患者眼睑闭合不全。眼睑解剖和功能正常的患者,也存在类似情况。值得注意的是,其中仅有少数患者可以通过训练改善眨眼,因此有些医生让所有的病人进行眨眼训练就是在浪费时间。

我认为最好的治疗理念就是让每一个病人意识到眨眼的重要性,建议病人抽出荧屏娱乐的时间用来充分休息双眼,并向病人说明虽然人工泪液不能治疗干眼,但是在需要长时间的工作和学习的时候,可以用人工泪液缓解眼部不适。

过敏

环境过敏会加剧干眼的症状和体征,在 DED 病人的泪液中发现了与过敏性结膜炎病人一样的炎症介质。我们无法应用泪液中的介质来明确DED 诊断的一个原因,就是这些介质也存在于过敏患者。如果测出患者泪液中 MMP-9 升高,那么这个患者是过敏还是 MGD 呢?

常规检查时，我们常询问患者是否被诊断过敏，判断是季节性过敏还是常年性过敏，是否服用或滴用抗过敏药物？许多口服抗组胺药物，像非索非那定和克敏能，都能导致干眼（见可以引起干眼的药物列表），许多抗组胺滴眼液也可以引起干眼。

临床上我们首先要确定患者是否同时患有干眼和过敏性结膜炎，如果是的，那么我们处理这个问题的办法与大多数专家不同，我将会停用所有加重干眼以及含有防腐剂的滴眼液，并观察去除这些混杂因素的影响后，患者的眼睛会怎样。假如不服用导致眼干的抗过敏药物，患者也可以忍受过敏带来的不适，那么我将让患者停用口服药物。我告诉病人尽量避免接触所有可能的过敏原，例如，如果他们对饲养的狗过敏，那么就不要让狗睡在他们的床上，甚至是让狗在卧室徘徊。大多数病人不可避免地接触周围环境，他们能做的是不要把他们在周围环境中接触到的东西带到床上。一天下来，过敏原会聚集在头发中，当病人就寝时，面部和眼睛将处于过敏原的包围中，从而引起整夜持续的炎症反应且没有机会缓解，因此，我建议晚上洗澡时也要洗头发。为了增加对眼睛的保护，晚上可以使用一条佳能密实贴来封闭眼睑（对睡觉时眼睑闭合不全的病人也是一个好的解决方法）。不含防腐剂的人工泪液是此类患者必要时唯一能使用的滴眼液，接下来，我们开始治疗患者的干眼。

在一次回访中，我们通过检查来评估患者眼部过敏症状的严重程度，我们安排患者早上复诊，观察我们的治疗方法是否降低了他们眼部的过敏症状。有时候，我们发现干预措施足以控制眼部过敏，如果效果欠佳，我们会给患者一种不会导致眼干的抗组胺滴眼液——贝他斯汀，每日 2 次。另外，我们也发现贝他斯汀可以局部用于清洁鼻腔。

使用如强脉冲光疗（IPL）等技术治疗干眼的优点是病人可以不再使用含有防腐剂的滴眼液。如果因为某些原因，患者必须使用像贝他斯汀这类含有苯扎氯铵（BAK）可导致过敏的滴眼液，那么你需要尽量减少用药次数。病人如果确定对 BAK 过敏，应停用所有其他的滴眼液，只用不含防腐剂的人工泪液。

我们发现注射抗过敏药对治疗干眼和过敏均没有帮助。

"某一时代的哲理已成为下一时代的谬论,而所谓的昨日愚昧却成为明日智慧。"

威廉·奥斯勒爵士(1849—1919)

 第十一章　尚未证实的治疗

在《星际迷航》系列电影中,医生的角色 Bones 数次穿越到过去。他走进一家医院,遇到一位躺在担架上的病人,病人看起来非常痛苦,他感到十分好奇,就看了一眼病人的资料。这位病人将要进行脑肿瘤的手术,Bones 阅读资料后大叫"这些屠夫怎么可以在这位可怜的病人身上进行如此野蛮的手术"。于是他拿出了未来手持治疗设备,在病人头部挥舞了一下,病人立刻被治愈并可以下床。我想知道对于现在的一些治疗方法医生们会如何评价。我撰写这部分是因为我知道财政资源是有限的,而我不希望病人在一些我认为不值得投资的治疗方法上花钱。

一些医生提倡使用一种电动牙刷样的设备清洁睑缘。当病人患有睑缘炎时,睑缘处会有细菌和螨虫的繁殖,这些微生物产生的脂酶可破坏泪膜的脂质层,同时可引起炎症损害睑板腺。那么睑缘炎与干眼谁是因谁是果呢? 事实上二者是相互联系的。在医院清洗睑缘并不能彻底解决根本问题,因为细菌还会出现。如果你将清洁睑缘和其他治疗方法结合起来,可能会有所帮助。我必须承认我曾尝试过这种治疗方法,其可以引起眼睑的炎症。我告诉病人不要用力擦洗睑缘,因为睑缘搓洗的扰动可导致睑缘血管扩张及炎性因子释放,会造成适得其反的效果。

大约 10 年前出现了睑板腺探通术,目前还有医生采用。有些医生认为睑板腺的问题在于瘢痕化,因而在挤压时没有睑酯排出。当我开始展示 IPL 治疗后的录像时,发现从以前无睑酯排出的腺体内可挤出牙膏样分泌物,医生们意识到腺体不是处于休眠状态而是腺体内挤满厚厚的异常睑酯,从而造成阻塞。我们还发现由于分泌减少而萎缩的腺体可以通过 IPL 重新恢复。瘢痕化的腺体十分罕见,因此,探通术没有必要,并且如果操作不当,探通过程还会造成腺体损害。我可以想象如果 Bones 碰到这种治疗方式他会说些什么。

我将会在这部分讨论干眼的过度诊断问题,但我并不是针对任何一种检查方法。我们知道干眼是一种多因素疾病,就像我妻子所说的,"我们没有类似妊娠试验的干眼检查方法",即没有单独的一种检查可以明确告诉你是或不是干眼。回到那个"干眼专家"让一位干眼患者做了一系列昂贵检查的故事,其中部分检查结果阳性,部分阴性,有些是明确的。最后,在做完所有检查之后,医生仅根据患者的症状和体征进行治疗。我们不能阻碍进步,但我们不应该在不能改变临床判断的检查上浪费宝贵的医疗资源。这些检查应当仅用于实验阶段,除非它能够明确给出是或不是的答案。然后,如果答案是否定的,这意味着它改变了我们的治疗模式。在我读医学院的时候有一种说法——"治疗病人,而不是检查"。

"在某个角落,一些不可思议的事物正等待被知晓。"

卡尔·萨根(1934—1996)

 第十二章　干眼的未来

　　当患者询问干眼治疗的未来是什么时,我经常告诉他们所有疾病治疗的未来都是基因治疗。著名的未来学家 Ray Kurzweil 博士的演讲常常涉及不同领域包括信息技术在内的巨大进步,例如,比较 10 年前台式电脑的计算能力和现在的手机的计算能力,同样的,基因组学的发展也是突飞猛进。人类基因组工程开始于 1990 年,到 1997 年仅完成 1% 的 DNA 基因图谱。Kurzweil 博士指出,在指数发展中,如果你成倍增加 1% 七次的话,数年内你就会得到 100%,而这的确发生了。人类基因组工程在 2003 年完成,共花费十亿美元。现在,我可以花不到 300 美元,通过一家公司如 23 and ME 公司来获得患者的 DNA 信息。

　　一旦确定基因图谱,我们就可以确定哪些序列负责特定的人体功能,现在你就可以发现自己是否易于患某种疾病。你可能知道女性进行 *BRCA1* 乳腺癌基因检测可确定她们患乳腺癌的风险,一些高风险女性基于她们的基因信息接受了乳房切除术。夫妻可以利用基因测试来看看他们是否具有将一种疾病遗传给孩子的高风险性,例如,你可以发现你和你的配偶是否为囊胞性纤维症的携带者。与一般人群相比,两个携带者的孩子患囊胞性纤维症的风险将会显著升高。通过基因图谱的遗传信息可以帮助我们解开一些干眼的遗传因素。

　　干眼常伴发某些特定疾病,如 Sjögren 综合征和红斑痤疮。Sjögren 综合征是一种自身免疫性疾病,即免疫系统攻击自身机体,该病患者的泪腺和唾液腺受到抗体和免疫细胞的攻击。少数干眼患者患有此病,影响泪液的水液生成。几个基因已被确定,如 *IRF5*、*BLK* 和 *TNFAIP3*。斯坦福大学的研究人员发现了红斑痤疮的遗传基础,Anne Lynn Chang 博士等发表的一篇文章指出红斑痤疮与 *HLA-DRA* 和 *BTNL2* 基因突变有关[18]。我们早先解释了红斑痤疮患者更易患 MGD 相关干眼的原因。

　　一旦确定了某种特定疾病的发病基因,可以通过减少致病基因的表达或及时修正基因来完成研究。例如,苯丙酮尿症(PKU)是一种因苯丙氨酸羟化酶(PAH)缺乏导致的常染色体隐性遗传病,这些病人无法代谢食物蛋白质的一种氨基酸。研究人员发现这些患者存在 PAH 基因突变。无 PKU 的人们利用食物中的苯基丙氨酸分解多余的 PAH。PKU 患者无法降解苯基丙氨酸,导致大脑中其含量达到毒性水平,影响生长发育。PKU 患者通过严格限制饮食中苯基丙氨酸和补充氨基酸可以正常生活。现在,试想一下如果我们发现了干眼发病相关的基因,干眼的治疗将会变得多么容易,干眼也可能会像 PKU 那样通过改变饮食或环境得到控制。比如,有许多干眼患者告诉我,改变饮食后他们的干眼得到了改善。我们知道患有红斑痤疮的 MGD 相关干眼的患者,应当尽量少食用促炎食物;同样,我们知道特定环境因素可能会触发干眼的基因表型,这可能是由于过敏造成的,但如果是其他原因呢? 例如,与从未使用过避孕药者相比,服用避孕药者发生乳腺癌的风险更高,激素可活化乳腺癌基因。

　　我们生活在一个致病基因可以和将会被修正的时代。在严重复合性免疫缺陷症(腺苷脱氨酶缺乏)(ADA-SCID),也叫作"泡泡男孩症"中,患儿由于免疫系统缺陷使得他们无法抵抗简单的感染。SCID 病人最常见的是 *SCIDX1* 基因缺陷。有利用基因操控技术来治疗该病的记录,在实验室中将称为 ADA 的治疗基因植入患者的骨髓细胞中,随后,将基因修正过的细胞注射回患者体内,成功治愈患者。一旦我们完成了干眼的基因图谱,我们即可找到修正这些基因的方法。

　　由于干眼影响的人群越来越多,更多的资金将会投入到真正的治疗和治愈方法中。我见证了干眼研究资金的指数增长期,在过去十年我们没有一项 FDA 或生物科技公司赞助的干眼研究,而在短时间内我们的研究项目从 0 到 60 项。我希望我们在未来 4 年内继续努力,也就是说病人、医生和研究人员一起努力到 2020 年控制干眼。

参考文献

1. Lemp, Michael A., MD, and Gary N. Foulks, MD. "The Definition & Classification of Dry Eye Disease: Guidelines from the 2007 International Dry Eye Workshop." *Tear Film and Ocular Surface Society* (2008): n. pag. Apr. 2008. Web.

2. "SPIE." *The International Society for Optics and Photonics*. SPIE, 2016. Web. 10 Apr. 2016.

3. "The Optical Society." *OSA*. The Optical Society, 2016. Web. 10 Apr. 2016.

4. Roy, Steve, ed. *NASA Light Technology Successfully Reduces Cancer Patients Painful Side Effects from Radiation and Chemotherapy*. Publication. NASA, 3 Mar. 2011. Web.

5. Wise, Ryan J., Rachel K. Sobel, and Richard C. Allen. "Meibography: A Review of Techniques and Technologies." *Saudi Journal of Ophthalmology* 26.4 (2012): 349-56.

6. Terada, O. "Ocular Surface Temperature of Meibomian Gland Dysfunction Patients and the Melting Point of Meibomian Gland Secretions." *Nippon Ganka Gakkai Zasshi* 108.11 (2004): 690-93. Print.

7. Stibich, Mark, Julie Stachowiak, Benjamin Tanner, Matthew Berkheiser, Linette Moore, Issam Raad, and Roy F. Chemaly. "Evaluation of a Pulsed-Xenon Ultraviolet Room Disinfection Device for Impact on Hospital Operations and Microbial Reduction." *Infect Control Hosp Epidemiol Infection Control & Hospital Epidemiology* 32.03 (2011): 286-88.

8. Maisch, Tim, Franz Spannberger, Johannes Regensburger, Ariane Felgenträger, and Wolfgang Bäumler. "Fast and Effective: Intense Pulse Light Photodynamic Inactivation of Bacteria." *Journal of Industrial Microbiology & Biotechnology J Ind Microbiol Biotechnol* 39.7 (2012): 1013-021

9. Fodor, Lucian, Yehuda Ullmann, and Monica Elman. *Aesthetic Applications of Intense Pulsed Light*. London: Springer, 2011. Print.

10. Fox, Robert I., Raymond Chan, Joseph B. Michelson, Jonathan B. Belmont, and Paul E. Michelson. "Beneficial Effect of Artificial Tears Made with Autologous Serum in Patients with Keratoconjunctivitis Sicca." *Arthritis & Rheumatism* 27.4 (1984): 459-61. Web.

11. Tsubota, K., E. Goto, H. Fujita, M. Ono, H. Inoue, I. Saito, and S. Shimmura. "Treatment of Dry Eye by Autologous Serum Application in Sjogren's Syndrome." *British Journal of Ophthalmology* 83.4 (1999): 390-95. Web.

12. Paiva, Cintia S. De, Zhuo Chen, Douglas D. Koch, M. Bowes Hamill, Francis K. Manuel, Sohela S. Hassan, Kirk R. Wilhelmus, and Stephen C. Pflugfelder. "The Incidence and Risk Factors for Developing Dry Eye After Myopic LASIK." *American*

Journal of Ophthalmology 141.3 (2006): 438-45. Web.

13. "TruPRP." *Magellan*. Arteriocyte Medical Systems, Inc, 2016. Web.

14. Viola, Publio, and Marzia Viola. "Virgin Olive Oil as a Fundamental Nutritional Component and Skin Protector." *Clinics in Dermatology* 27.2 (2009): 159-65. Web.

15. Lobo, V., A. Patil, A. Phatak, and N. Chandra. "Free Radicals, Antioxidants and Functional Foods: Impact on Human Health." *Pharmacognosy Reviews Phcog Rev* 4.8 (2010): 118. Web.

16. Arita, Reiko, Yasuo Yanagi, Norihiko Honda, Shuji Maeda, Koshi Maeda, Aya Kuchiba, Takuhiro Yamaguchi, Yoshitsugu Yanagihara, Hiroshi Suzuki, and Shiro Amano. "Caffeine Increases Tear Volume Depending on Polymorphisms within the Adenosine A2a Receptor Gene and Cytochrome P450 1A2." *Ophthalmology* 119.5 (2012): 972-78. Web.

17. "Anakinra." *Kineret* (2003): n. pag. *FDA*. Web.

18. Chang, Anne Lynn S., Inbar Raber, Jin Xu, Rui Li, Robert Spitale, Julia Chen, Amy K. Kiefer, Chao Tian, Nicholas K. Eriksson, David A. Hinds, and Joyce Y. Tung. "Assessment of the Genetic Basis of Rosacea by Genome-Wide Association Study." *Journal of Investigative Dermatology* 135.6 (2015): 1548-555. Web

19. Neubronner, J., et al., "Enhanced increase of omega-3 index in response to long-term n-3 fatty acid supplementation from triacylglycerides versus ethyl esters." *Eur J Clin Nutr*, 2011. 65(2): 247-54.

20. Tokudome, S., et al., "Japanese versus Mediterranean Diets and Cancer." *Asian Pac J Cancer Prev*, 2000. 1(1): 61-66. *PubMed*. Web. 2016.

21. Albietz, Julie M., and Lee M. Lenton. "Effect of Antibacterial Honey on the Ocular Flora in Tear Deficiency and Meibomian Gland Disease." *Cornea* 25.9 (2006): 1012-019. Web.

22. Wong, John, Wanwen Lan, Li Ming Ong, and Louis Tong. "Non-hormonal Systemic Medications and Dry Eye." *The Ocular Surface* 9.4 (2011): 212-26. Web.

23. Fraunfelder, Frederick T., James J. Sciubba, and William D. Mathers. "The Role of Medications in Causing Dry Eye." *Journal of Ophthalmology* 2012 (2012): 1-8. Web.

24. Howitz, Konrad T., Kevin J. Bitterman, Haim Y. Cohen, Dudley W. Lamming, Siva Lavu, Jason G. Wood, Robert E. Zipkin, Phuong Chung, Anne Kisielewski, Li-Li Zhang, Brandy Scherer, and David A. Sinclair. "Small Molecule Activators of Sirtuins Extend Saccharomyces Cerevisiae Lifespan." *Nature* 425.6954 (2003): 191-96. Web.

25. Scuderi, Gianluca, Maria Teresa Contestabile, Caterina Gagliano, Daniela Iacovello, Luca Scuderi, and Teresio Avitabile. "Effects of Phytoestrogen Supplementation in Postmenopausal Women with Dry Eye Syndrome: A Randomized Clinical Trial." *Canadian Journal of Ophthalmology / Journal Canadien D'Ophtalmologie* 47.6 (2012): 489-92. Web.

26. Sekeryapan, Berrak, Veysi Oner, Aynur Kirbas, Kemal Turkyilmaz, and Mustafa Durmus. "Plasma Homocysteine Levels in Dry Eye Patients." *Cornea* 32.5 (2013): n. pag. Web.

27. "Health Starts with Science." *Elysium Health*. N.p., n.d. Web. 28 Apr. 2016

28. Moscovici, Bernardo K., Ricardo Holzchuh, Brenda B. Chiacchio, Ruth M. Santo, Jun Shimazaki, and Richard Y. Hida. "Clinical Treatment of Dry Eye Using 0.03% Tacrolimus Eye Drops." *Cornea* 31.8 (2012): 945-49. Web.

29. Pucci, Neri, Roberto Caputo, Laura Di Grande, Cinzia De Libero, Francesca Mori, Simona Barni, Lorena Di Simone, Annamaria Calvani, Franca Rusconi, and Elio Novembre. "Tacrolimus vs. Cyclosporine Eyedrops in Severe Cyclosporine-resistant Vernal Keratoconjunctivitis: A Randomized, Comparative, Double-blind, Crossover Study." *Pediatr Allergy Immunol Pediatric Allergy and Immunology* 26.3 (2015): 256-61. Web.

30. Younger, Jarred, Luke Parkitny, and David Mclain. "The Use of Low-dose Naltrexone (LDN) as a Novel Anti-inflammatory Treatment for Chronic Pain." *Clin Rheumatol Clinical Rheumatology* 33.4 (2014): 451-59. Web.

患者感言

"我生活在加利福尼亚州的纳巴,昨天凌晨 3:30 起床,乘坐飞机赶到弗里斯克,再开车回到加利福尼亚。非常感谢罗兰多·托尤斯医生和他的干眼治疗团队,我的干眼改善很多,生活质量大大提高。"

"我去过很多其他门诊,都没有改善我的重症干眼。但是自从我开始接受托尤斯医生的治疗,我发现我的干眼大大缓解。我向患有皮肤和眼部疾病的患者极力推荐托尤斯医生。"

"非常感谢您治好了我的干眼。脱离了干眼的痛苦让我的生活焕然一新。"

作者简介

　　罗兰多·托尤斯,医学博士,是托尤斯诊所的创始人和医疗主任。在加利福尼亚大学、伯克利大学和斯坦福大学获得学士和硕士学位。于伊利诺伊大学获得医学学士学位,获得詹姆斯学者学术荣誉奖,并因为帮助多个芝加哥城市公立学校为对医学感兴趣的学生设立医学预科而获得社区服务奖。在芝加哥伊利诺斯共济会医院内科完成实习。在西北大学和芝加哥儿童医院完成了眼科住院医师培训。罗兰多·托尤斯发表了多篇文章并主编多部书籍,包括《医学院申请指南》(*The Insider's Guide to Medical School Admissions*)《运动学眼科医生的生活和时光》(*The Life and Times of a Sports Ophthalmologist*)。培训并指导了世界各地多位干眼相关眼科医生。多项成果展示在 ISOPT、APAO、ASCRS、ESCRS 和 AAO 等国际会议。托尤斯医生获得多项荣誉,包括 ASCRS 会议上由美国爵士授予人道主义大奖。休息的时间,Toyos 医生喜欢和他的妻子 Melissa Toyos 医生(同样是一名获得过奖励的眼科医生)及三个可爱的女儿在一起共度时光。

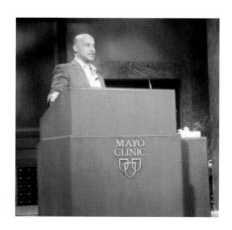
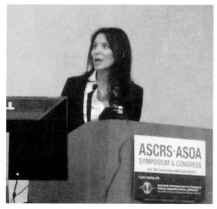